AF899280

Dr. Michaela Gorath

NYDA®
wirksam gegen Kopfläuse durch ein 2-Stufen-Dimeticon
Produktmonografie

Dr. Michaela Gorath

NYDA®
wirksam gegen Kopfläuse durch ein 2-Stufen-Dimeticon

Produktmonografie

Springer

Dr. Michaela Gorath
G. Pohl-Boskamp GmbH & Co. KG
Kieler Str. 11
25551 Hohenlockstedt

ISBN 978-3-642-14630-5 **Springer-Verlag Berlin Heidelberg New York**

Bibliografische Information der Deutschen Nationalbibliothek
Die Deutsche Nationalbibliothek verzeichnet diese Publikation in der Deutschen Nationalbibliografie; detaillierte bibliografische Daten sind im Internet über http://dnb.d-nb.de abrufbar.

SpringerMedizin
Springer-Verlag GmbH
ein Unternehmen von Springer Science + Business Media
springer.de

Planung: Hanna Renate Scheddin, Heidelberg
Projektmanagement: Diana Kraplow, Heidelberg
Lektorat: Dr. Christofer Coenen, Stuttgart
Umschlaggestaltung: deblik Berlin
Satz und Digitalisierung der Abbildungen:
Fotosatz-Service Köhler GmbH – Reinhold Schöberl, Würzburg

SPIN: 12992737
Gedruckt auf säurefreiem Papier 18/5135 – 5 4 3 2 1 0

Inhaltsverzeichnis

Einleitung

Die Kopflaus (*Pediculus humanus capitis*) ist ein humanpathogener Ektoparasit, dessen natürlicher und permanenter Lebensraum der menschliche behaarte Kopf ist (◘ Abbildung 1). Das flügellose Insekt ernährt sich ausschließlich von menschlichem Blut und saugt bei der Nahrungsaufnahme alle zwei bis drei Stunden mit einem Stechsaugrüssel das Blut aus der Kopfhaut des Wirts.

Mit Hilfe molekulargenetischer Methoden konnte gezeigt werden, dass der Befall mit Kopfläusen vermutlich so alt ist wie die Menschheit selbst.[1] Während die spezialisierten, wirtsspezifischen Parasiten ausschließlich den Menschen befallen, findet umgekehrt auch kein Lausbefall (Infestation) von Menschen durch Tierläuse statt.

Der Kopflausbefall (bzw. Pediculosis capitis) ist die häufigste Parasitose im Kindesalter und nach den Erkältungskrankheiten vermutlich die zweithäufigste ansteckende Erkrankung bei Kindern.[2] Ursache dafür, dass die Pedikulose insbesondere bei Kindern auftritt, ist das kindliche Spiel- und Sozialverhalten mit häufigem Körper- und Kopfkontakt. Sie betrifft daher vor allem Kinder im Kindergarten- und Schulalter. Mädchen sind dabei häufiger betroffen als Jungen, da sie häufiger »die Köpfe zusammen stecken«.

Die Auswirkungen der Pedikulose auf den individuellen Patienten betreffen neben den klinischen Symptomen wie Juckreiz oder der Gefahr einer bakteriellen Superinfektion auch psychosoziale Probleme. Denn ein Kopflausbefall wird von den meisten Menschen nach wie vor irrtümlich mit mangelnder Körperpflege in Verbindung gebracht und führt deshalb nicht selten zu einer Stigmatisierung der betroffenen Kinder und deren Eltern.

Neben den individuellen Auswirkungen auf die betroffenen Patienten hat die Pedikulose auch nicht unerhebliche volkswirtschaftliche Folgen. In Deutschland wurden im Jahr 2005 für die Behandlung der Pedikulose etwa 18 Millionen Euro ausgegeben.[3] Zusätzlich entstehen weitere indirekte Kosten, unter anderem durch Arbeitsausfälle der Eltern oder durch finanzielle Aufwendungen für Betreuungspersonen.[4]

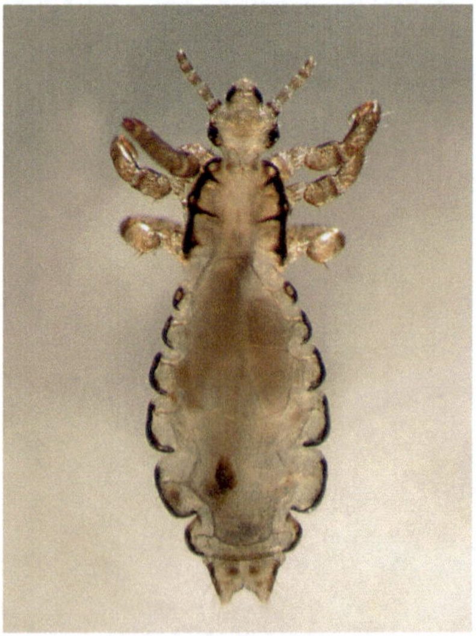

◘ **Abbildung 1.** Die Kopflaus (stereomikroskopische Aufnahme). Bild: Richling und Böckeler, Kiel

Therapeutisch werden bei Kopflausbefall häufig noch sogenannte chemische Pedikulozide mit neurotoxischer Wirkweise eingesetzt. Gegen die Wirkstoffe dieser Mittel, klassische Insektizide, entwickeln sich jedoch mittlerweile zunehmend resistente Kopflausstämme.[5–14] Zwar gibt es für Deutschland bisher keine validen Daten zur Resistenzsituation, allerdings verpflichten laut Robert Koch-Institut die in anderen europäischen Ländern (z.B. Dänemark, Großbritannien) und auch weltweit beobachteten Resistenzen, insbesondere gegen Permethrin und Malathion (in Deutschland nicht als Läusemittel zugelassen), auch hierzulande zu einer erhöhten Aufmerksamkeit.[15] Darüber hinaus bestehen aufgrund der neurotoxischen Wirkweise der chemischen Pedikulozide zusätzlich toxikologische Bedenken.[3, 16–18]

Zeitgemäße Alternativen für die wirksame Behandlung der Pedikulose sind Präparate auf Basis von Dimeticon (Silikonöl). NYDA®, das seine Wirkung über ein 2-Stufen-Dimeticon entfaltet, ist einer der Vorreiter in dieser Substanzgruppe. Es dringt in das Atemsystem (Tracheensystem) der Kopfläuse ein und erstickt diese – ohne die Gefahr toxischer Nebenwirkungen. Eine Resistenzbildung der Kopfläuse ist aufgrund des physikalischen Wirkmechanismus unwahrscheinlich.

Ziel dieser Produktmonografie ist es, Experten (Apotheker, Ärzte, Mitarbeiter in Gesundheitsämtern) und interessierte Laien umfassend über den aktuellen Stand der Pediculosis capitis in Deutschland zu informieren. Inhaltliche Schwerpunkte sind dabei die modernen Therapiemöglichkeiten und die Darstellung der umfangreichen Datenlage zu NYDA®, dem Kopflausmittel mit einem 2-Stufen-Dimeticon.

Kopflausmittel auf Basis von Dimeticon, wie NYDA®, läuten durch ihr physikalisches und effektives Wirkprinzip einen Paradigmenwechsel in der Kopflaustherapie ein.[5, 19–21]

Kopflausbefall in der Praxis

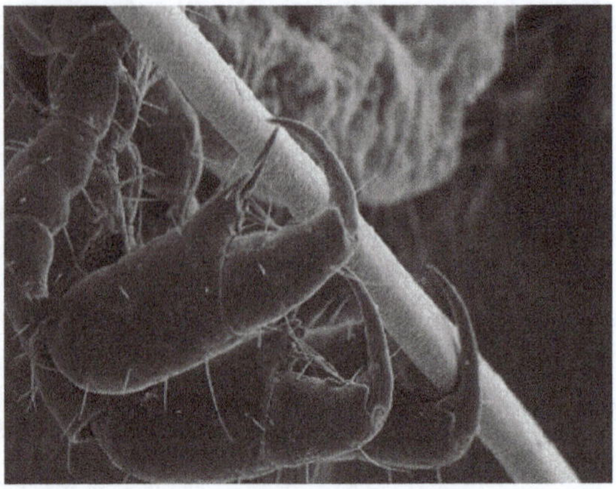

Abbildung 2. Klauen der Kopflaus (rasterelektronenmikroskopische Aufnahme). Bild: Richling und Böckeler, Kiel

Die Kopflaus kann weder fliegen noch springen. Hakenförmige Klauen, mit denen die Laus einzelne Haare umklammert, ermöglichen dem Parasiten einerseits eine schnelle Fortbewegung im Haar und andererseits auch einen festen Halt (Abbildung 2). Ein Wirtswechsel erfolgt in der Regel nur durch direkten Haarkontakt zwischen zwei Personen. Während sich die Kopflaus dabei mit einigen Klauen fest im Haar des Wirtes festhält, versucht sie mit den freien Klauen, Haare der Kontaktperson zu ergreifen, um so auf den Kopf des neuen Wirts zu gelangen. Da Kopfläuse fern der Kopfhaut in der Regel nicht länger als einen Tag überleben[22], wählen sie nach Möglichkeit diesen direkten Wechsel von Kopf zu Kopf. Eine Übertragung über Umwege wie Mützen, Kopfkissen oder Kuscheltiere scheint die seltene Ausnahme zu sein.[23, 24]

Biologie

Die Kopflaus ist zwei bis dreieinhalb Millimeter lang und widersteht mit ihrem robusten, dorsoventral abgeplatteten Körperbau selbst starken mechanischen Belastungen. Die Farbe der Kopflaus ist gräulich bis bräunlich, nach einer Blutmahlzeit auch rotbräunlich. Sie besitzt einen Stechsaugrüssel, zwei fünfgliedrige Antennen sowie sechs Beine mit hakenförmigen Endgliedern (Klauen), mit denen sie sich an den Haaren des Wirts festklammert. Zudem hat sie auf jeder Körperseite sieben Atemöffnungen, die sogenannten »Stigmen«. Im rasterelektronenmikroskopischen Bild sind diese gut zu erkennen (Abbildung 3). An die Stigmen schließt sich das Tracheensystem an, ein luftgefülltes Röhrensystem, das in immer kleiner werden Verästelungen den gesamten Körper durchzieht und die Laus mit Sauerstoff versorgt (Abbildung 4). Stigmen und Tracheensystem sind der Angriffspunkt des physikalischen Wirkprinzips von NYDA® (► Abschnitt »NYDA® – Produktvorstellung«).

Das Leben der Kopflaus beginnt als Embryo in einem Ei (Abbildung 5). Bis zu zehn etwa 0,8 Millimeter große, ovale Eier legt ein befruchtetes Kopflausweibchen täglich, insgesamt bis zu 300 Eier während ihrer etwa einmonatigen Existenz als adulte Laus. Mit

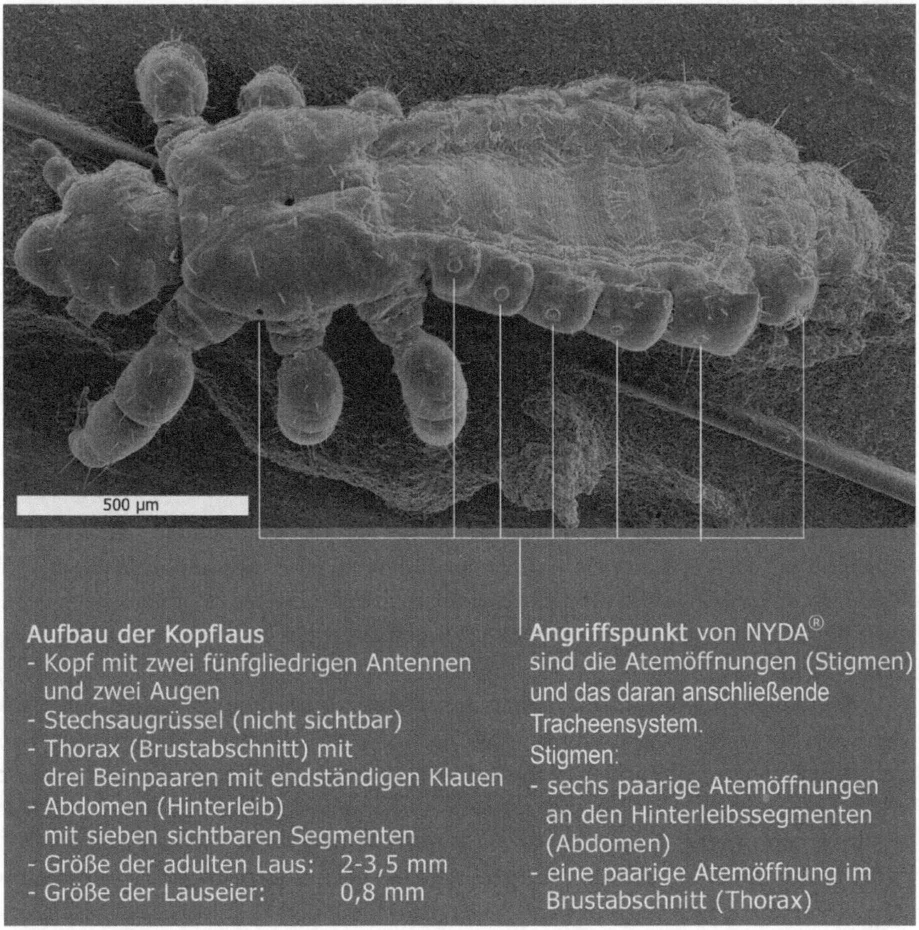

Abbildung 3. Aufbau der Kopflaus (rasterelektronenmikroskopische Aufnahme). Bild: Richling und Böckeler, Kiel

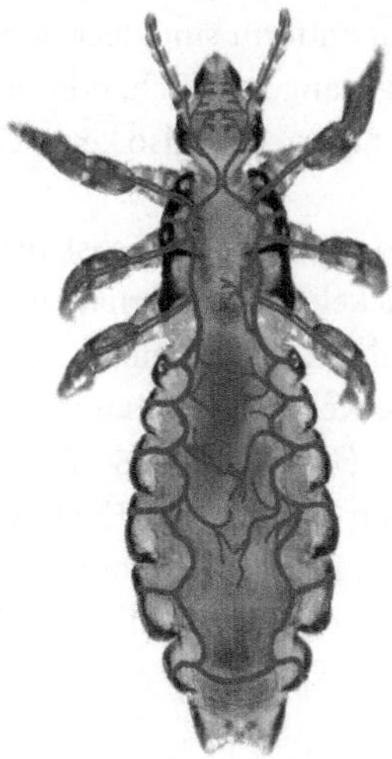

Abbildung 4. Tracheensystem der Kopflaus (Schema). Bild: Richling, Kiel

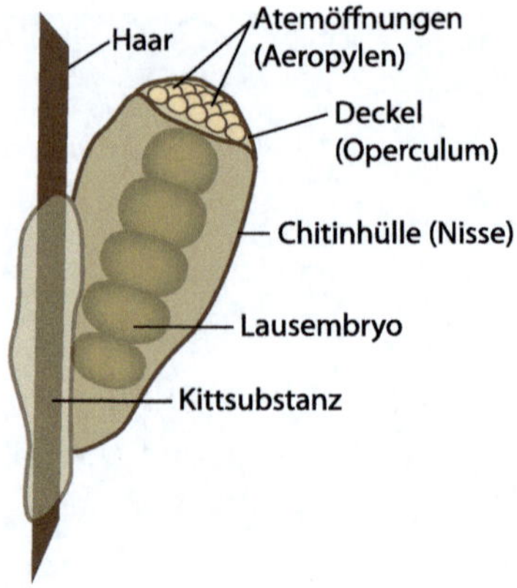

Abbildung 5. Aufbau eines Lauseis

einer wasserunlöslichen Kittsubstanz befestigt sie das Ei an einem Haarschaft in unmittelbarer Nähe zur Kopfhaut. Durch normales Kämmen ist es nicht möglich, dieses sehr fest haftende Lausei aus dem Haar zu entfernen. In der Nähe der Kopfhaut, dort wo die Laus ihr Ei ablegt, herrscht mit 28 bis 32° C eine ideal für die Entwicklung geeignete Temperatur.

Die gräulich-bräunlichen Eier haben eine schützende Chitinhülle (Nisse), in der sich der Lausembryo entwickelt. Von der Eiablage bis zum Schlüpfen der Nymphe (Larve) vergehen etwa sieben bis acht Tage. Nachdem die Nymphe geschlüpft ist, haftet die leere Chitinhülle weiterhin am Haar fest (teilweise noch monatelang) und ist nun als milchigweiße bis transparente Nisse sichtbar. Diese leeren Chitinhüllen (Nissen) sind deutlich heller und damit besser zu entdecken als ein Ei, das noch einen Lausembryo enthält. Im alltäglichen Sprachgebrauch werden die Begriffe Nisse und Ei jedoch häufig gleichgesetzt.

Da das menschliche Haar etwa einen Zentimeter pro Monat wächst und die Nymphen spätestens acht Tage nach der Eiablage schlüpfen, sind Nissen, die einen Zentimeter oder mehr von der Kopfhaut entfernt sind, leer oder enthalten einen toten Embryo, zum Beispiel nach einer vorangegangenen Behandlung mit einem Kopflausmittel. Von solchen Nissen bzw. abgetöteten Eiern geht also keine Gefahr mehr für die Übertragung von Kopfläusen aus.

Die geschlüpften Nymphen, die sich zunächst nicht fortpflanzen und auch noch nicht den Wirt wechseln, entwickeln sich innerhalb von neun bis zwölf Tagen über drei Entwicklungsstadien zur geschlechtsreifen adulten Laus. Zwei bis drei Tage nach der Paarung beginnt schließlich die weibliche Laus mit der Ablage von Eiern und der Entwicklungszyklus beginnt erneut (Abbildung 6). Da es sich bei Kopfläusen um hemimetabole Insekten handelt, sehen die Jungtiere (Nymphen) bereits wie kleine Läuse aus (unvollständige Metamorphose). Tabelle 1 gibt einen Überblick über die Begrifflichkeiten, welche die unterschiedlichen Entwicklungsstadien der Kopflaus beschreiben.

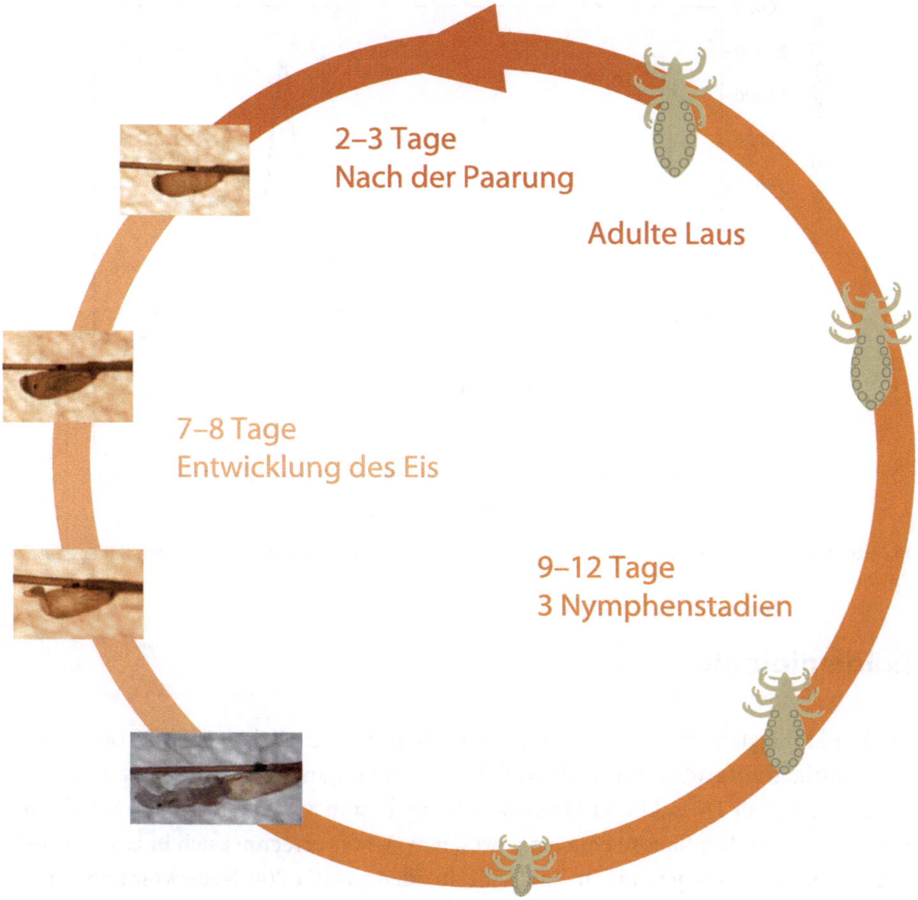

Abbildung 6. Entwicklungszyklus der Kopflaus

Tabelle 1. Die unterschiedlichen Entwicklungsstadien der Kopflaus

Begriff	Definition
Ei	Chitinhülle einschließlich Lausembryo (wird umgangssprachlich oft mit dem Begriff »Nisse« gleichgesetzt)
Nisse	Nur die Chitinhülle, erscheint nach dem Schlüpfen der Nymphe milchig-weiß bis transparent
Nymphe (= Larve)	– Schlüpft nach 7–8 Tagen aus dem Ei – Entwickelt sich in 9–12 Tagen über drei Entwicklungsstadien und drei Häutungen zur geschlechtsreifen, adulten Laus – Kann sich nicht fortpflanzen und nicht den Wirt wechseln
Adulte geschlechtsreife Laus (Imago)	Pflanzt sich fort und ist in der Lage, den Wirt zu wechseln. Die weibliche Kopflaus lebt bis zu 30 Tage und legt in dieser Zeit maximal 300 Eier.

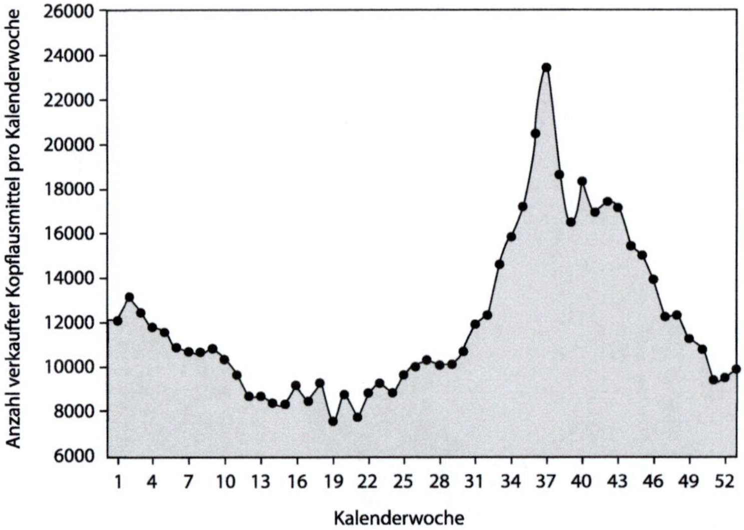

Abbildung 7. Verkaufszahlen von Kopflausmitteln im Jahresverlauf (modifiziert nach Bauer *et al.*, 2009)[28]

Epidemiologie

Die Punktprävalenz der Pediculosis capitis in Deutschland wird für die Altersgruppe der 6-15-Jährigen auf etwa 1-3% geschätzt.[2] Wie eine Befragung von sechs- bis zehnjährigen Kindern an einer Düsseldorfer Grundschule ergab, sind 85% der befragten Schüler bereits einmal von Kopfläusen befallen gewesen.[25] Daraus errechnet sich in Übereinstimmung mit der oben genannten Zahl eine Inzidenz von 1.200 Neuerkrankungen pro 10.000 Kinder pro Jahr.[2] Eine epidemiologische Untersuchung des Gesundheitsamtes Braunschweig im Rahmen einer Schuleingangsuntersuchung 2007 (n = 1.890) ergab eine Inzidenz von 598/10.000 Kindern im Alter von 5–6 Jahren pro Jahr.[26] In einer separaten Auswertung lag die Inzidenz bei neun- bis zehnjährigen Schülern im Zeitraum der letzten zwölf Monate sogar bei 26%.[27]

Die Prävalenz der Pedikulose in Deutschland zeigt jahreszeitliche Schwankungen. Abgeleitet aus den Verkaufszahlen von Kopflausmitteln konnte gezeigt werden, dass die Infestationsrate mit Kopfläusen im Anschluss an die Sommerferien am höchsten ist (Abbildung 7).[28] Wahrscheinlich ist diese Häufung auf ein in den Sommerferien verändertes Freizeitverhalten mit häufigeren Kopf-zu-Kopf-Kontakten und einer größeren Wahrscheinlichkeit, bereits infestierte Kinder zu treffen, zurückzuführen.

Klinik

Die typische Symptomatik bei einer Pedikulose ist der Juckreiz (Abbildung 8). Bei einer Erstinfestation tritt das Leitsymptom Juckreiz meist erst nach etwa vier bis sechs Wochen auf. Es zeigen sich dann stark juckende erythematöse Papeln und Quaddeln mit einem Durchmesser von ca. zwei bis drei Millimetern. Bei einer Reinfestation kommt es

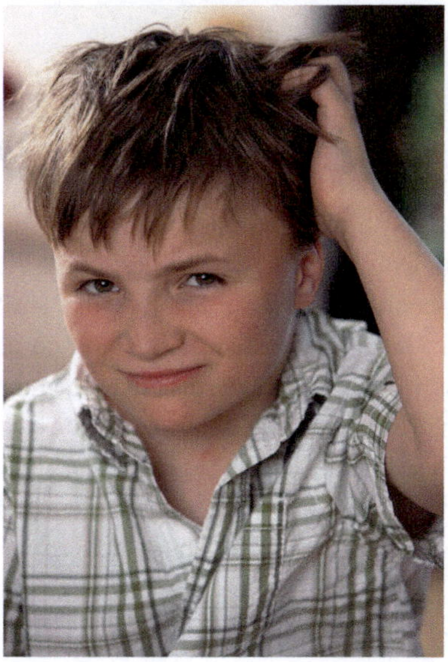

Abbildung 8. Kind mit Kopfläusen und Juckreiz

mit einem Auftreten nach 24 bis 48 Stunden bereits deutlich früher zu Symptomen. Es kann daher vermutet werden, dass es sich beim zugehörigen Pathomechanismus, der den Symptomen zugrunde liegt, um eine Immunreaktion gegen Bestandteile des Lausspeichels handelt. Lausbefall kann jedoch auch völlig symptomlos sein.

Die Kratzeffekte, die durch den Juckreiz hervorgerufen werden, können zu Exkoriationen und Ulzerationen führen – potenzielle Eintrittspforten für Bakterien mit der Gefahr der bakteriellen Superinfektion. Aufgrund des Keimspektrums der Kopfhaut werden bakterielle Superinfektionen meist durch Streptokokken oder Staphylokokken ausgelöst.

Bei chronischem Kratzen und Scheuern bildet sich gelegentlich ein nässendes und schmerzendes chronisches Ekzem (»Läuseekzem«).[29] In extremen Fällen kommt es bei Patienten mit unzureichenden hygienischen Möglichkeiten zu einem dichten filzartigen Gebilde aus Haaren, Schorf, Exsudat, Schmutz und nicht zuletzt einer großen Anzahl von Nissen, was in seiner Gesamtheit als »Weichselzopf« bezeichnet wird. Diese Extremform kommt in Mitteleuropa praktisch nicht mehr vor, war aber in vergangenen Jahrhunderten insbesondere in ärmeren Bevölkerungsschichten ein bekanntes Phänomen.

Neben den klinischen Symptomen spielen auch psychosoziale Faktoren eine große Rolle für die Symptomatik und nicht zuletzt für die Ausbreitung der Erkrankung. Die Pedikulose wird immer noch (zu unrecht) mit schlechter Hygiene in Verbindung gebracht. Das führt zu einer Stigmatisierung infestierter Patienten und ihrer Angehörigen mit ungünstigen Auswirkungen auf das Selbstwertgefühl und die seelische Gesundheit. Die Angst vor der Stigmatisierung birgt außerdem die Gefahr, dass Betroffene die Erkrankung verheimlichen und damit die Ausbreitung weiter fördern.

Diagnose

Meist wird die Diagnose durch die Eltern gestellt, zum Beispiel wenn sich das Kind vermehrt am Kopf kratzt.[26, 30] Prädilektionsstellen für den Kopflausbefall sind die Haarpartien an den Schläfen, hinter den Ohren und im Nacken. Wenn der Verdacht auf einen Kopflausbefall besteht, muss systematisch nach vitalen Läusen und entwicklungsfähigen Lauseiern gesucht werden. Dafür eignet sich am besten das Auskämmen angefeuchteter und mit Pflegespülung behandelter Haare Strähne für Strähne mit einem speziellen Läuse- bzw. Nissenkamm. Das nasse Auskämmen (»wet combing«) ist für die Diagnose etwa um den Faktor 3,5 sensitiver als die rein visuelle Inspektion.[31, 32]

Die alleinige Präsenz von Nissen im Haar ist jedoch kein ausreichender Indikator für einen aktiven Lausbefall. Nissen sind unabhängig davon, ob sie leer sind (nach erfolgtem Schlupf der Nymphe) oder noch einen abgetöteten Lausembryo enthalten (z.B. nach einer Behandlung mit einem Kopflausmittel), hartnäckig am Haar fixiert und lassen sich nur schwer auskämmen.

Therapieoptionen

Für die Therapie der Pedikulose stehen unterschiedliche Behandlungsmöglichkeiten zur Verfügung. Lange Zeit war die Behandlung mit **chemischen Pedikuloziden** die Therapie der Wahl. Hierbei handelt es sich um traditionelle Arzneimittel gegen Kopflausbefall, die klassische Insektizide als Wirkstoff enthalten und die Kopfläuse über ein neurotoxisches Wirkprinzip bekämpfen. Die in Deutschland als Wirkstoffe in Arzneimitteln zur Therapie von Kopfläusen zugelassenen Insektizide sind Pyrethrum (Chrysanthemenextrakt) sowie dessen synthetischen Derivate, die Pyrethroide Permethrin und Allethrin. Seit dem 31.12.2007 sind Lindan-haltige Kopflausmittel EU-weit nicht mehr zugelassen.

Die Ära der chemischen Pedikulozide scheint sich jedoch dem Ende zu neigen, denn es werden weltweit zunehmend resistente Kopflausstämme beobachtet. Zwar liegen für Deutschland bisher keine publizierten repräsentativen Studien zur Resistenzsituation vor, jedoch verpflichten die in anderen europäischen Ländern (z.B. Dänemark, Großbritannien) und auch weltweit beobachteten Resistenzen zu erhöhter Aufmerksamkeit.[15] So wurde in einer 2006 veröffentlichten Studie bei 70% der von dänischen Kindergarten- und Schulkindern isolierten Läuse eine Permethrin-Resistenz festgestellt.[9] Nahezu alle Permethrin-unempfindlichen Läuse wiesen eine genetische Veränderung auf, die als kdr-Mutation (»knockdown resistance«-Mutation) beschrieben ist und mit einer Resistenz gegen Permethrin assoziiert wird.[33] In einer weiteren Studie aus Wales wurde mit Hilfe biochemischer und molekularbiologischer Methoden bei 80% der von infestierten Schulkindern abgesammelten Kopfläuse eine Resistenz gegen das Pyrethroid nachgewiesen.[12] Eine Untersuchung der Universitätsklinik Kiel gibt einen Hinweis auf deutsche Verhältnisse: In dieser Studie wurden rund 2000 Kinder im Alter von 3–12 Jahren auf Kopflausbefall untersucht, die Befallsrate betrug knapp 4%. Bei allen isolierten Läusen (n = 67) konnte die kdr-Mutation nachgewiesen werden.[34] Die klinische Relevanz wird noch diskutiert, jedoch konnte die Mutation auch bei Kopfläusen von sechs therapierefraktären Kindern aus vier Hamburger Familien nachgewiesen werden. Während bei diesen Kindern eine mehrmalige Behandlung mit einem Permethrin-Präparat selbst unter ärztlicher Aufsicht erfolglos blieb, konnte der Kopflausbefall mit Hilfe von Dimeticon erfolgreich therapiert werden.[35]

Auch hinsichtlich toxikologischer Aspekte gibt es zu den chemischen Pedikuloziden kritische Stimmen.[3, 16–18]

Derzeit zeichnet sich in Deutschland, vermutlich auch aus den oben genannten Gründen, ein Paradigmenwechsel in der Kopflaustherapie ab.[5, 19, 36] Dies ergibt sich zumindest auch aus der Absatzentwicklung physikalisch wirkender Pedikulozide wie NYDA®.[21] Diese alternativen Präparate auf Basis von Dimeticon sind frei von den klassischen, neurotoxisch wirkenden Insektiziden und ermöglichen mit ihrem **physikalischem Wirkprinzip** eine wirksame und sehr gut verträgliche Kopflaustherapie, bei der eine Resistenzbildung unwahrscheinlich ist. NYDA® ist einer der am besten untersuchten Vertreter dieser jungen Therapieoption.[19, 37–43] Die Dimeticonlösung NYDA® führt über einen Verschluss der Atemwege der Laus zum Absterben der Parasiten. Im Kapitel »NYDA® – Produktvorstellung« folgt eine ausführliche Darstellung der Grundlagen und der Wirkweise von NYDA®.

Eine ebenfalls sehr gut verträgliche Methode der Kopflaustherapie ist die **mechanische Entfernung** der Läuse durch »nasses Auskämmen« mit einem Läusekamm. Bei diesem Verfahren ist jedoch viel Zeit und Geduld notwendig, da das Haar über einen Zeitraum von vier Wochen zweimal pro Woche gründlich Strähne für Strähne durchgekämmt werden muss.[3] In einer Studie konnte durch die mechanische Methode eine Entlausung in immerhin 57% der Fälle erreicht werden.[13] Für eine sichere Kopflaustherapie empfiehlt es sich dennoch, die mechanische Entfernung mit weiteren Therapieoptionen zu kombinieren.

Darüber hinaus sind in Deutschland eine Reihe von Produkten auf **pflanzlicher Basis** im Handel. Aus der Praxis werden unterschiedliche Therapieerfolge mit diesen Präparaten berichtet, jedoch fehlen oftmals Daten zur klinischen Wirksamkeit und Verträglichkeit.[3]

Eine weitere Behandlungsoption besteht in der **systemischen Therapie** mit Ivermectin.[3, 44] Die durchaus wirkungsvolle Substanz ist in Deutschland jedoch nicht zur Kopflaustherapie zugelassen, eine Anwendung erfolgt hierzulande daher »off-label«.

Pflichten von Eltern, Betreuungseinrichtungen und Gesundheitsämtern

Wenn ein Kopflausbefall festgestellt wurde, ist unverzüglich eine Behandlung einzuleiten. Außerdem sind Kontaktpersonen zu informieren und zu untersuchen. Nach § 34 Absatz 5 des Infektionsschutzgesetzes (IfSG) sind Eltern infestierter Kinder verpflichtet, Gemeinschaftseinrichtungen, die das Kind besucht, über den Kopflausbefall und über durchgeführte Behandlungsmaßnahmen zu unterrichten. Die Leitungen von Gemeinschaftseinrichtungen haben nach § 34 Absatz 6 IfSG das zugehörige Gesundheitsamt zu benachrichtigen, das somit in die Lage versetzt wird, gegebenenfalls geeignete Maßnahmen zur Beendigung des Befalls zu ergreifen.[15]

NYDA® – Produktvorstellung

NYDA® ist ein Medizinprodukt zur gezielten Bekämpfung von Kopfläusen sowie deren Nymphen (Larven) und Eiern. Es ist als Pumpspray in einer 50 ml-Flasche oder 2 × 50 ml verfügbar und hat sich wegen seiner Wirksamkeit, seiner leichten Handhabung und der angenehmen Produkteigenschaften in der Praxis bewährt.

NYDA® enthält zu 92% zwei Dimeticone (Silikonöle) unterschiedlicher Viskosität. Weitere Inhaltsstoffe sind mittelkettige Triglyceride, Jojobawachs und Duftstoffe. Besondere physikalische Eigenschaften ermöglichen es der Dimeticonlösung, tief in das fein verästelte Atemsystem der Kopfläuse einzudringen, dort die Sauerstoffversorgung der Läuse zu unterbinden und so das Absterben der Parasiten herbeizuführen.

Dimeticon

Dimeticone (Polydimethylsiloxane) sind lineare polymere Verbindungen auf Siliziumbasis und gehören zur Gruppe der Silikone (◘ Abbildung 9). Alternierende Silizium-Sauerstoff-Bindungen (Si-O) bilden das charakteristische Rückgrat aller Silikon-Moleküle. Im Fall der Dimeticone sind zwei Methylgruppen am Siliziumatom gebunden. Je nach Anzahl der repetitiven Monomereinheiten $[Si(CH_3)_2O]$ und damit unterschiedlicher Kettenlänge sind Dimeticone sehr niedrig viskos mit sehr geringer Oberflächenspannung und leichter Flüchtigkeit (kurzkettige Dimeticone) oder höher viskos und dann nur schwer flüchtig (langkettige Dimeticone).

Dimeticone sind sehr gut verträglich, gelten in toxikologischer Hinsicht als unbedenklich[45] und haben sich während ihrer langen und weit verbreiteten Anwendung in Medizin und Kosmetik bewährt. So finden sie sich in zahlreichen Kosmetika wie Cremes oder Haarpflegeprodukten. Aufgrund ihrer entschäumenden Wirkung werden sie selbst in der Kinderheilkunde zur Behandlung von Flatulenz oder Meteorismus eingesetzt. Dimeticone können daher als sicher betrachtet werden.

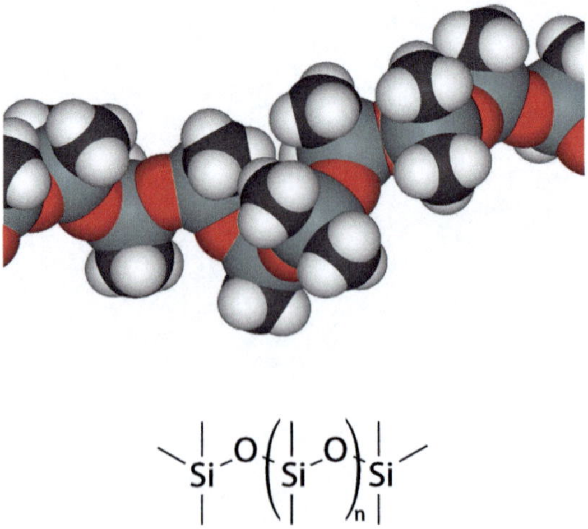

◘ **Abbildung 9.** Dimeticone (Polydimethylsiloxane); oben: Kalottenmodell; unten: Strukturformel.

NYDA® enthält zu 92% ein sogenanntes 2-Stufen-Dimeticon mit einer spezifischen Rezeptur aus einem niedrig viskosen, leicht flüchtigen und einem höher viskosen Dimeticon. Das niedrig viskose Dimeticon verleiht NYDA® aufgrund seiner geringen Oberflächenspannung besondere Kriech- und Spreiteigenschaften, was ein tiefes Eindringen in das gesamte Tracheensystem der adulten Kopfläuse und Nymphen sowie in die Atemöffnungen der Eier möglich macht (»Stufe 1«). Dort verflüchtigt der niedrig viskose Anteil: Die Lösung dickt ein und verschließt unumkehrbar das Atemsystem (»Stufe 2«), was schließlich das Absterben (Ersticken) der Kopflaus und ihrer Entwicklungsstadien zur Folge hat.

Dimeticon ist nicht gleich Dimeticon. Wie sich gezeigt hat, spielt die Zusammensetzung für die erfolgreiche Therapie des Kopflausbefalls eine wesentliche Rolle. Nicht mit jedem Dimeticon-Präparat kann eine Wirkung erreicht werden, die mit der von NYDA® vergleichbar ist.[37] NYDA® führt mit seinem 2-Stufen-Dimeticon zu einer effektiven Abtötung von adulten Läusen, Nymphen und Lauseiern.[37–43]

Das Wirkprinzip von NYDA®

Die Achillesferse der Kopflaus ist ihre Atmung. Die Sauerstoffversorgung erfolgt in der Regel über passive Diffusion.

Kopfläuse »atmen« über 14 Atemöffnungen (Stigmen), die sich lateral an ihren Körpersegmenten befinden (▪ Abbildung 10). Der Durchmesser der Stigmen ist mit rund 10 µm sehr klein. Wasser kann beispielsweise aufgrund seiner hohen Oberflächenspannung nicht in diese Öffnungen eindringen.

Im Anschluss an die Stigmen geht das Atemsystem in die röhrenförmigen Tracheen über, die sich in feinen Ästen, den Tracheolen, über den ganzen Körper der Laus verzweigen und so den gesamten Insektenkörper mit Luft bzw. Sauerstoff versorgen (▪ Abbildung 11).

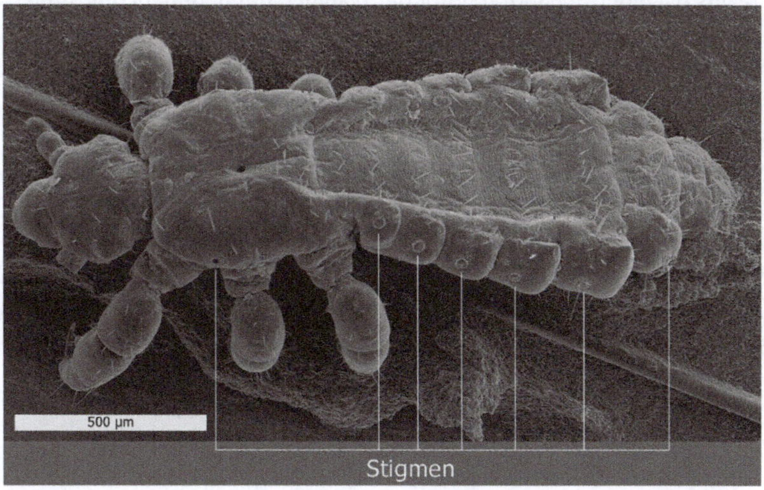

▪ **Abbildung 10.** Atemöffnungen (Stigmen) der Kopflaus. Bild: Richling und Böckeler, Kiel

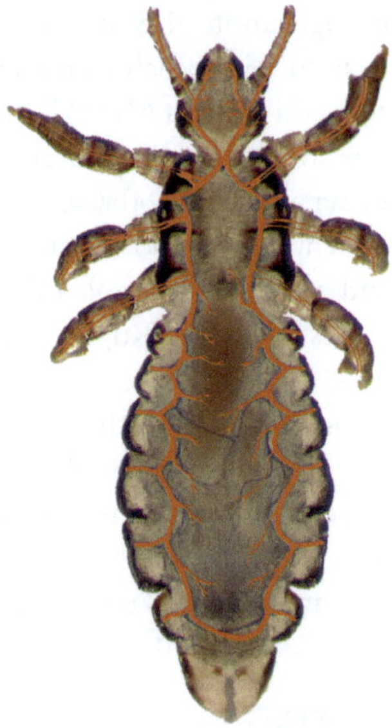

Abbildung 11. Schematische Darstellung des Tracheensystems der Kopflaus. Bild: modifiziert nach Richling und Böckeler, Kiel

Für NYDA® konnte erstmalig der Wirkmechanismus eines Dimeticon-haltigen Kopflausmittels wissenschaftlich belegt werden.[42, 46] Aufgrund seiner geringen Oberflächenspannung und den daraus resultierenden besonderen Kriech- und Spreiteigenschaften ist NYDA® in der Lage, durch die Stigmen in das Tracheensystem der Laus bis hinein in die feinsten Tracheolen zu gelangen und dort die Luft- bzw. Sauerstoffvorräte der Laus zu verdrängen. Bereits innerhalb einer Minute sind mit NYDA® behandelte Läuse bewegungslos und zeigen keine bzw. keine wesentlichen Lebenszeichen (»no major vital signs«) mehr. Dieser Zustand ist irreversibel und bedeutet letztlich den Tod der betreffenden Laus.[42, 46] Abbildung 12 zeigt die Laus und ihr Tracheensystem: links vor und rechts nach der Behandlung mit der blau gefärbten Dimeticonlösung. NYDA® ist nach der Behandlung in das gesamte Tracheensystem eingedrungen.

In elektronenmikroskopischen Aufnahmen ist ebenfalls gut zu erkennen, wie NYDA® die Kopflaus komplett überzieht und bis hinein in die Stigmen vordringt (Abbildung 13).

Neben seiner pedikuloziden Wirkung mit zuverlässiger Bekämpfung von adulten Läusen und Nymphen[37–39, 41–43, 46] hat NYDA® auch im Vergleich zu anderen Produkten eine effektive eiabtötende (ovizide) Wirkung, wie eine 2008 veröffentlichte Studie gezeigt hat.[40] NYDA® dringt in die Atemöffnungen der Kopflauseier – die sogenannten Aeropylen – ein und führt ähnlich wie bei den Läusen und Nymphen durch eine Blockierung des Sauerstoffaustauschs zum Absterben der Lausembryonen (Abbildung 14).

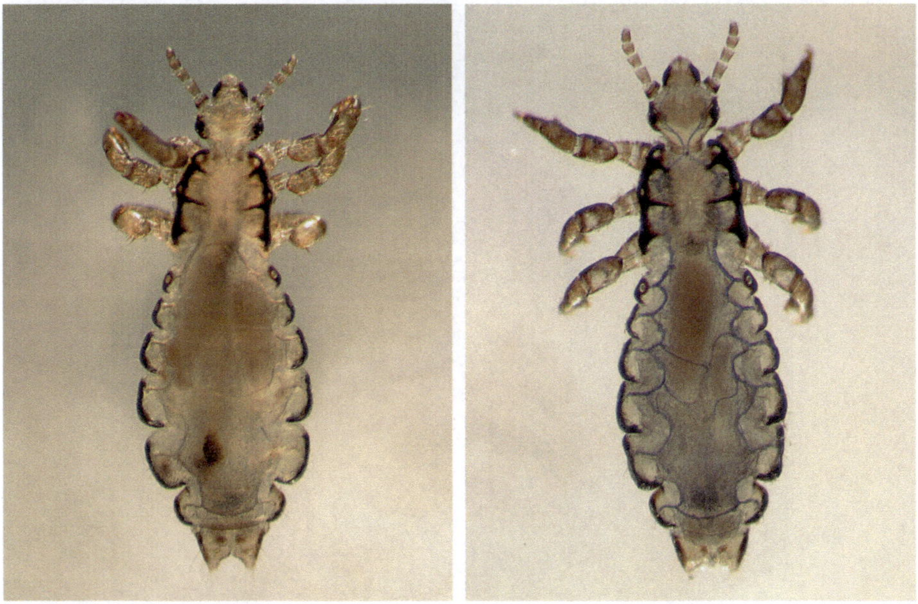

Abbildung 12. Tracheensystem der Kopflaus in stereomikroskopischen Aufnahmen. Links mit Luft gefüllt, rechts nach der Behandlung mit NYDA® (blau gefärbt). Bilder: Richling und Böckeler, Kiel (in: Richling und Böckeler, 2007)[46]

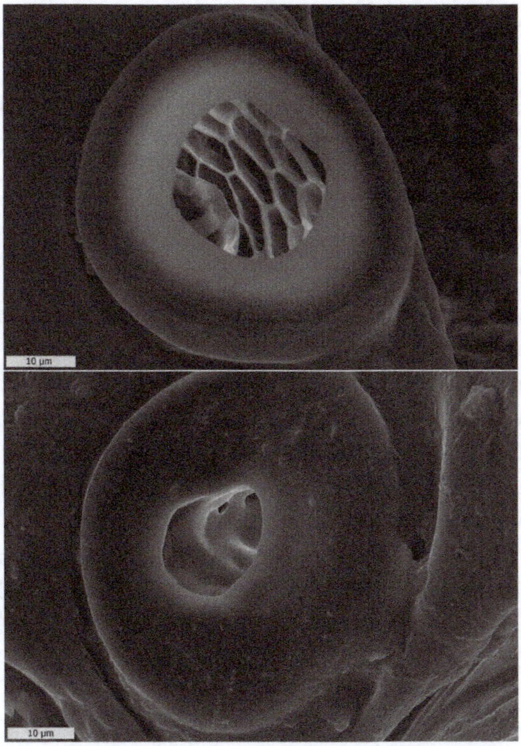

Abbildung 13. Rasterelektronenmikroskopische Aufnahmen thorakaler Atemöffnungen. Oben vor, unten nach der Behandlung mit NYDA®. Bilder: Richling und Böckeler, Kiel

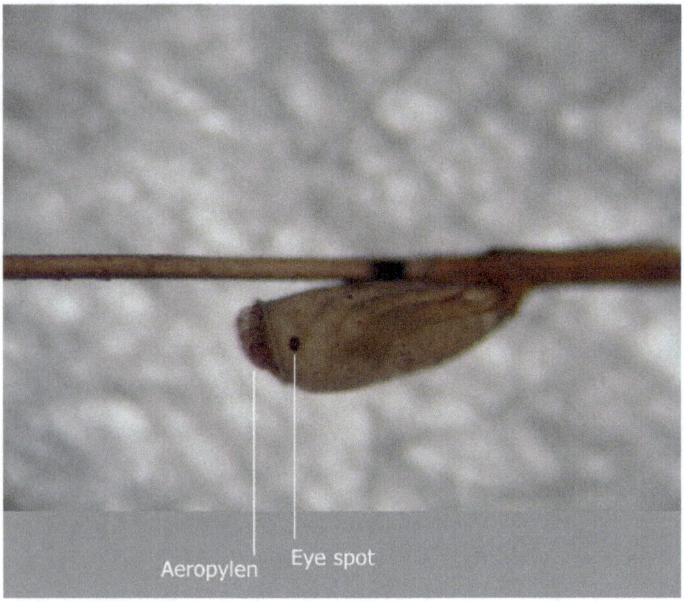

Abbildung 14. Ei einer Kopflaus. Im linken Bereich befinden sich die Atemöffnungen, die so genannten Aeropylen. Bild: Heukelbach, Fortaleza (Brasilien)

Resistenzentwicklung

Aufgrund des physikalischen Wirkprinzips ist eine Resistenzentwicklung von Kopfläusen bei NYDA® höchst unwahrscheinlich.[19, 38, 41]

Anwendung

Die Anwendung von NYDA® ist einfach. Das Produkt wird in einer Glasflasche mit Dosierpumpe geliefert, auf den trockenen Haaransatz gesprüht und in das gesamte Haar einmassiert. Zudem besitzt NYDA® auch angenehme kosmetische Eigenschaften. Ähnlich wie eine Pflegespülung verleiht es dem Haar Glanz und Geschmeidigkeit, was auch das Durchkämmen mit einem Läusekamm zur Entfernung von toten Läusen und Nissen erleichtert. Darüber hinaus besitzt NYDA® einen frischen Zitrusduft, der von den meisten Anwendern als sehr angenehm empfunden wird.[43]

Für besondere Patientenbedürfnisse steht außerdem seit September 2009 »NYDA® sensitiv« zur Verfügung, eine Produktvariante ohne Duftstoffe. Mehr zur Anwendung und Handhabung von NYDA® sowie zum Sortiment für individuelle Patientenbedürfnisse folgt im Abschnitt »NYDA® in der Praxis«.

Zusammenfassung

Durch sein physikalisches Wirkprinzip bekämpft NYDA® zuverlässig den Kopflausbefall. Das 2-Stufen-Dimeticon verleiht NYDA® besondere Kriech- und Spreiteigenschaften. Dadurch kann die Dimeticonlösung tief in das gesamte Tracheensystem der adulten Kopfläuse und Nymphen sowie in die Atemöffnungen der Eier eindringen. Dort führt die Verdrängung der Luft bzw. die Blockierung des Sauerstoffaustauschs zum Absterben (Ersticken) von Läusen, Nymphen und Lauseiern. NYDA® ist gut verträglich und einfach in der Anwendung. Eine Resistenzentwicklung der Kopfläuse ist bei NYDA® höchst unwahrscheinlich.

NYDA® – Studienübersicht

NYDA® ist eines der am besten untersuchten Pedikulozide mit physikalischem Wirkprinzip. Eine Reihe aktueller Forschungsergebnisse demonstriert eindrucksvoll die Wirksamkeit und die Verträglichkeit des Präparats. Im Folgenden werden die wichtigsten wissenschaftlichen Studien zu NYDA® vorgestellt.

Nachweis des physikalischen Wirkprinzips

In dieser Studie von Richling und Böckeler wurde erstmals die Wirkweise eines Dimeticon-haltigen Präparats zur Therapie der Pedikulose an Läusen *ex vivo* nachgewiesen.[42, 46] Mit der Hilfe spezieller Lichtbedingungen konnte in dieser Studie das Tracheensystem der Läuse unter dem Stereomikroskop sichtbar gemacht werden, das sich gefüllt mit Luft durch Totalreflektion als helle Linien darstellt. Sobald NYDA® in die Tracheen bzw. Tracheolen eindrang, waren diese aufgrund der veränderten Lichtbrechung nicht mehr sichtbar (Abbildung 15).

Die Ergebnisse der Untersuchung zeigten eine Bewegungslosigkeit der Kopfläuse innerhalb von weniger als einer Minute (»no major vital signs«) sowie ein rasches und vollständiges Eindringen der Dimeticonlösung auch in die kleinsten Äste des Tracheensystems (Tabelle 2). Im Gegensatz zu einer unbehandelten Kontrollgruppe waren bei den behandelten 40 Exemplaren auch in einer Kontrolluntersuchung nach 24 Stunden

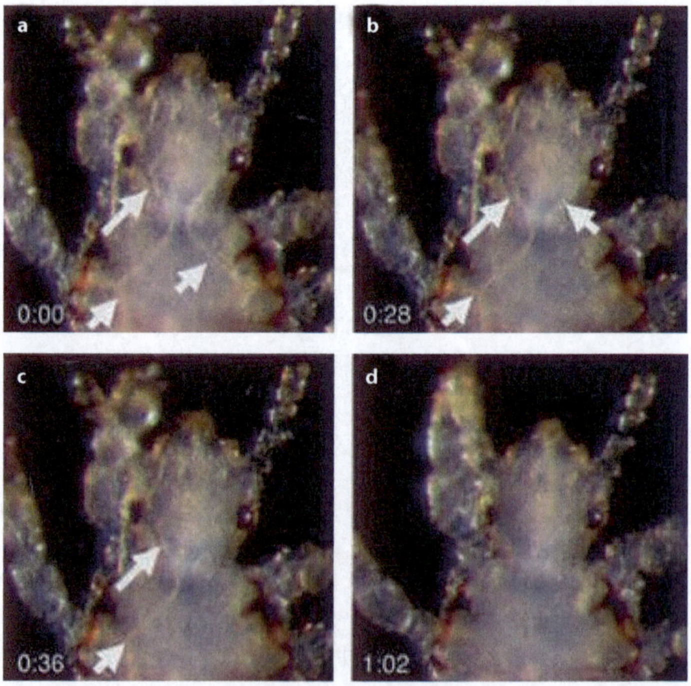

Abbildung 15. Stereomikroskopische Untersuchung des Eindringens von NYDA® in das vordere Tracheensystem einer Kopflaus. **a**) unauffällig, das luftgefüllte Tracheensystem ist als helle Linien erkennbar; **b**) rechte Haupt-Kopftrachee halb gefüllt; **c**) komplette Füllung der rechten Haupt-Kopftrachee; **d**) komplette Füllung aller Tracheen. Bilder: Richling und Böckeler, Kiel

Tabelle 2. Zeitliche Abfolge des Eindringens von NYDA® in das Tracheensystem sowie Reaktion der Läuse. Angabe als Mittelwert ± Standardabweichung (Minimum-Maximum)

	NYDA®	reine Dimeticonlösung	gesamt
Anzahl Kopfläuse	20	20	40
Zeit bis			
»no major vital signs« [s]	19,7 ± 3,1 (13–28)	19,4 ± 4,4 (13–30)	19,5 ± 3,8 (13–30)
erste Kopftrachee betroffen [s]	44,1 ± 41,3 (5–162)	59,5 ± 52,4 (7–204)	51,8 ± 47,6 (5–204)
zweite Kopftrachee betroffen [s]	135,0 ± 64,4 (25–300)	136,9 ± 65,7 (24–278)	135,9 ± 65,0 (24–300)
Kopftracheen vollständig gefüllt [s]	233,3 ± 53,4 (52–330)	188,1 ± 60,8 (45–321)	210,7 ± 63,6 (45–330)

keine Lebenszeichen nachweisbar. Die Versuche wurden sowohl unter Verwendung des kommerziellen Produkts (NYDA® = Dimeticone, mittelkettige Triglyceride, Jojobawachs und Duftstoffe) als auch mit reiner Dimeticonlösung (verwendete Dimeticone und Mischungsverhältnis wie bei NYDA®, jedoch ohne weitere Inhaltsstoffe) durchgeführt. Zwischen diesen beiden Gruppen (je 20 Kopfläuse) zeigte sich kein Unterschied in den Ergebnissen: »No major vital signs« innerhalb von weniger als einer Minute.

In der Studie wurde außerdem die Oberfläche der Kopfläuse mit einem Rasterelektronenmikroskop untersucht. Es zeigte sich, dass die gesamte Oberfläche der Läuse einschließlich der Stigmen mit einer geschlossenen dünnen NYDA®-Schicht überzogen war, die bis in das Tracheensystem hineinreichte (Abbildung 16).

Diese wissenschaftliche Studie zeigt, wie schnell NYDA® auf Läuse wirkt: Bereits nach einer Minute sind mit NYDA® behandelte Läuse bewegungslos und zeigen keine wesentlichen Lebenszeichen mehr. Dieser Zustand ist irreversibel und bedeutet letztlich den Tod der Laus.

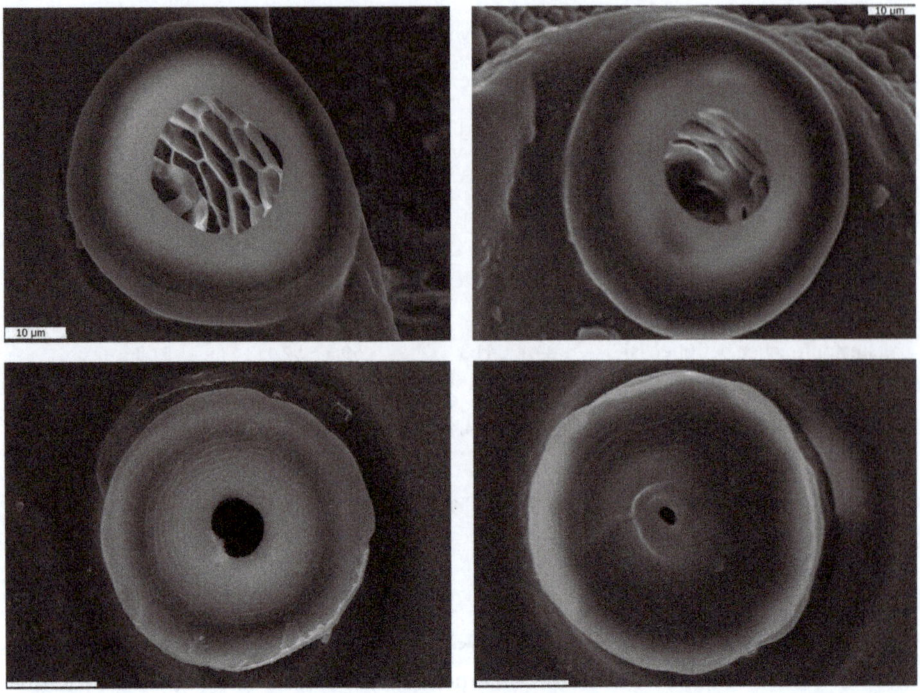

Abbildung 16. Rasterelektronenmikroskopische Aufnahmen thorakaler (oben) und abdominaler (unten) Stigmen vor (links) und nach (rechts) Behandlung mit NYDA®. Die Laus ist mit einer NYDA®-Schicht überzogen, die bis in die Trachee eindringt. Bilder: Richling und Böckeler, Kiel

Pedikulozide Wirkung von NYDA®

In zwei *in vitro*-Studien mit identischem Studiendesign wurde die hohe pedikulozide Wirkung von NYDA® nachgewiesen.[37, 39] »*In vitro*« bedeutet in diesem Fall nicht im engeren Sinne »außerhalb eines lebenden Organismus«, denn die Studien wurden an lebenden Kopfläusen durchgeführt. Vielmehr soll damit ausgedrückt werden, dass die Untersuchungen an Läusen stattfanden, die vor der Untersuchung durch trockenes Auskämmen von infestierten Probanden gewonnen wurden (maximal 60 Minuten zuvor). Diese »*in vitro*«-Testbedingungen sind dicht an der klinischen Realität und kommen den »*in vivo*«-Bedingungen beim Einsatz von Kopflausmitteln sehr nahe. Es wird angenommen, dass die Ergebnisse solcher Studien daher annähernd die Ergebnisse klinischer Studien widerspiegeln.[37, 47]

Die Probanden der Studien stammten aus einem Armenviertel in Brasilien mit hoher Kopflausprävalenz, ohne bekannte Resistenzen der dortigen Kopflauspopulation. In den Studien wurden gängige Kopflausmittel auf ihre pedikulozide Wirkung getestet. Um einen direkten Vergleich zu ermöglichen, wurden die Präparate unter standardisierten Prüfbedingungen getestet. Pro Gruppe wurden 50 aktive vitale Kopfläuse untersucht. Die Läuse wurden an Haarsträhnen für jeweils drei Minuten in die unverdünnten Produkte getaucht (Dipp-Test) und im Anschluss zum Schutz vor Austrocknung mit den Haarsträhnen auf ein angefeuchtetes Filterpapier gelegt. Nach 20 Minuten wurden die

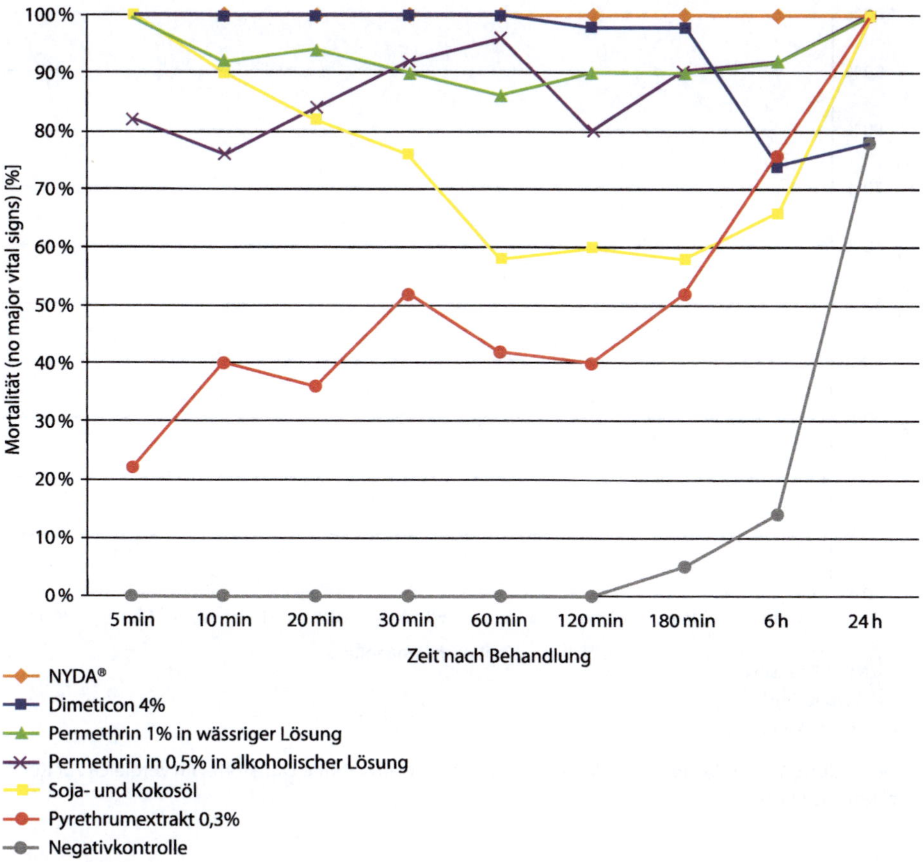

Abbildung 17. Zusammenfassung der Ergebnisse zweier Studien zur pedikuloziden Wirkung von Kopflausmitteln *in vitro*

Produkte von den Läusen abgewaschen. Unmittelbar nach der Produktbehandlung (nach 5, 10, 20, 30, 60, 120 und 180 Minuten sowie nach 6 und 24 Stunden) wurden die Läuse nach strengen Kriterien auf ihre Vitalität untersucht. Als Maß für die pedikulozide Wirkung und damit der Effektivität der Prüfpräparate diente die Bestimmung der Mortalitätsrate der Kopfläuse. Erst wenn die Laus keine Lebenszeichen oder lediglich »minor vital signs« (Vorhandensein von Darm-, Antennen-, Beinbewegung) aufwies, wurde sie von den Forschern als »tot« bewertet. Abbildung 17 zeigt eine zusammenfassende Darstellung der beiden genannten Studien. Dabei gingen in der NYDA®- und in der Kontrollgruppe jeweils 100 Kopfläuse in die Auswertung ein, da NYDA® und Kontrollgruppe jeweils in beiden Studien untersucht wurden. In den übrigen Gruppen wurden jeweils 50 Kopfläuse untersucht.

Die Ergebnisse zeigen eine sehr gute pedikulozide Wirkung von NYDA®. Bereits nach fünf Minuten und zu allen weiteren Beobachtungszeitpunkten zeigten die mit NYDA® behandelten Läuse keine wesentlichen Lebenszeichen mehr. Wie die Abbildung ebenfalls zeigt, sind einige andere Pedikulozide, die als gängige Kopflausmittel im Handel sind, nur unzureichend effektiv. Daher ist bei der Auswahl von Kopflausmitteln auch

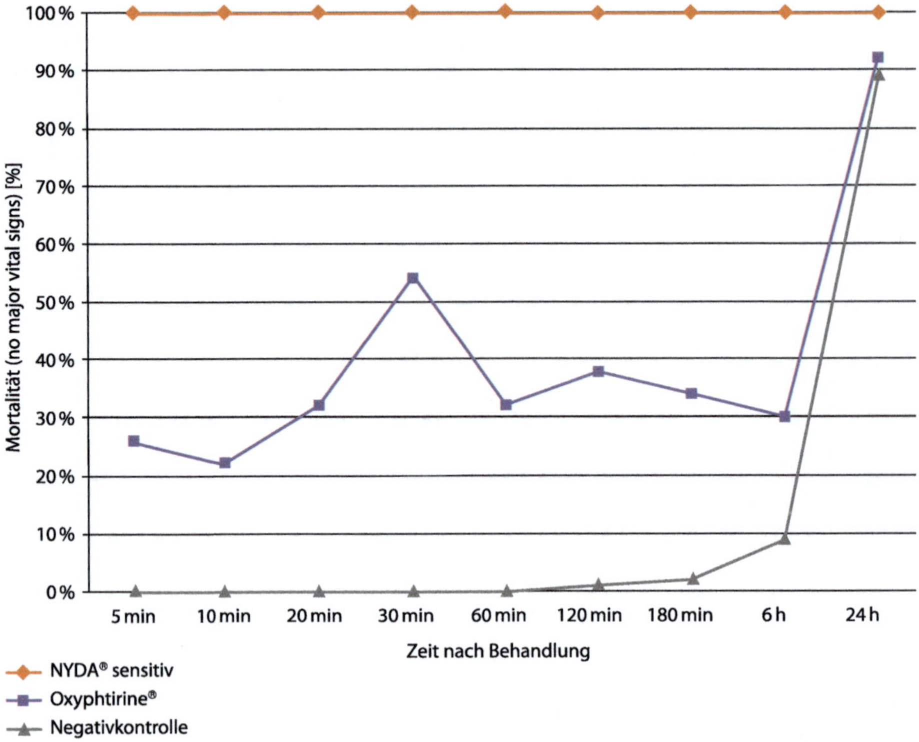

Abbildung 18. Pedikulozide Wirkung von »NYDA® sensitiv« (ohne Duftstoffe) im Vergleich zur Kontrollgruppe *in vitro*

die Berücksichtigung der in wissenschaftlichen Studien untersuchten pedikuloziden Potenz zu empfehlen.

Eine dritte *in vitro*-Studie mit identischem Studiendesign untersuchte die pedikulozide Wirkung einer Produktvariante von NYDA® (»NYDA® sensitiv« ohne Duftstoffe, ▶ auch Abschnitt »NYDA® in der Praxis«) im Vergleich mit der von anderen Kopflausmitteln, u. a. auf der Basis von Oxyphtirine® (Mischung aus Estern und Triglyceriden).[41] Wie in Abbildung 18 dargestellt, zeigten auch mit NYDA® sensitiv behandelte Läuse bereits nach fünf Minuten und zu allen weiteren Beobachtungszeitpunkten keine wesentlichen Lebenszeichen mehr.[41]

Ovizide Wirkung von NYDA®

In einer *in vitro*-Studie wurden gängige Kopflausmittel auf ihre eiabtötende (ovizide) Wirkung getestet.[40] Um Lauseier für die Studie zu erhalten, wurden durch Auskämmen adulte Kopfläuse von infestierten Bewohnern aus einem brasilianischen Gebiet mit hoher Kopflausprävalenz und ohne bekannte Resistenzen der dortigen Kopflauspopulation gewonnen. Die Läuse wurden zusammen mit Haarsträhnen in einen mit Gaze verschlossenen Plastikbehälter gesetzt (»artificial dog«) und an der Haut eines Freiwilligen befestigt. So konnten die Läuse nach Belieben Blutmahlzeiten zu sich nehmen (Abbil-

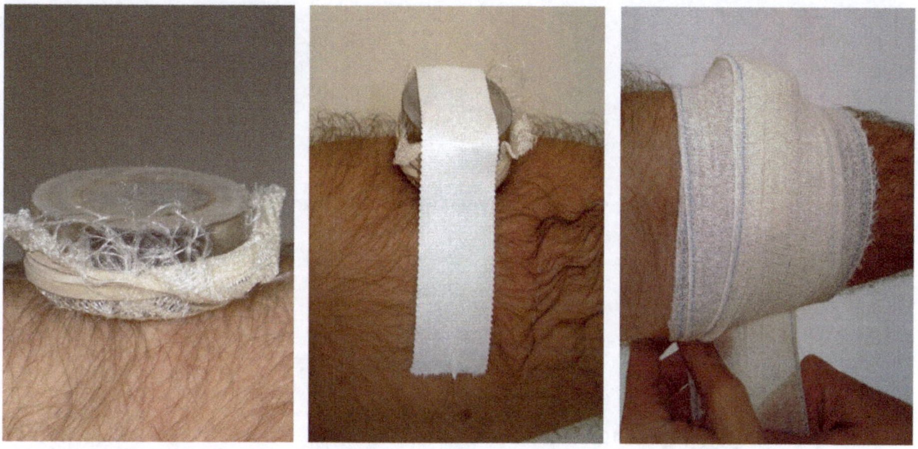

Abbildung 19. »Artificial dog« am Arm eines Freiwilligen zur Gewinnung von Kopflauseiern. Bilder: Heukelbach, Fortaleza (Brasilien)

dung 19). Mehrmals täglich wurden die Eier aus den Behältern abgesammelt und bei optimalen Entwicklungsbedingungen im Inkubator gelagert.

Untersucht wurden zwei unterschiedlich lang entwickelte Lauseigruppen: Junge Eier (1-2 Tage nach Eiablage) und reife Eier mit sichtbaren Embryonalstrukturen kurz vor dem Schlupf. Um einen direkten Vergleich zu ermöglichen, wurden die Präparate unter standardisierten Prüfbedingungen getestet.

Zur Bestimmung der oviziden Wirkung wurden die jungen bzw. reifen Eier an den Haaren für drei Minuten in die Testsubstanz eingetaucht, dann 60 Minuten inkubiert und die Produkte schließlich abgewaschen. Die Schlupfraten wurden 14 Tage nach der Eiablage bestimmt. Die Schlupfrate, die korrigierte Schlupfrate sowie die ovizide Wirkung wurden wie folgt definiert:

$$\text{Schlupfrate} = \frac{\text{Anzahl leerer Eihüllen mit geöffnetem Operculum (Nymphe komplett geschlüpft)}}{\text{Gesamtzahl der Eier in der jeweiligen Gruppe}}$$

$$\text{Korrigierte Schlupfrate} = \frac{\text{Schlupfrate in der Testgruppe}}{\text{Schlupfrate in der Kontrollgruppe}}$$

$$\text{Ovizide Wirkung} = 1 - \text{korrigierte Schlupfrate}$$

Negative Werte für die ovizide Wirkung (Schlupfrate in der Testgruppe höher als in der Kontrollgruppe) wurden als 0% ovizide Wirkung gewertet.

Die Ergebnisse zur oviziden Wirkung der getesteten Kopflausmittel sind in Abbildung 20 dargestellt. Tabelle 3 zeigt die Anzahl der getesteten Lauseier pro Gruppe.

Aufgrund dieser Ergebnisse, mit einer sehr hohen Rate abgetöteter Eier bereits nach einer Inkubationszeit von 60 Minuten, ist es wahrscheinlich, dass bereits eine einmalige Anwendung von NYDA® zur wirksamen Kopflaustherapie ausreicht.[19] Im Einklang mit den aktuellen Empfehlungen des Robert Koch-Instituts empfehlen wir jedoch eine Zweitbehandlung nach acht bis zehn Tagen.

Die Ergebnisse dieser *in vitro*-Studie zeigen eine überlegene ovizide Wirkung von NYDA® im Vergleich zu den übrigen getesteten Kopflausmitteln.

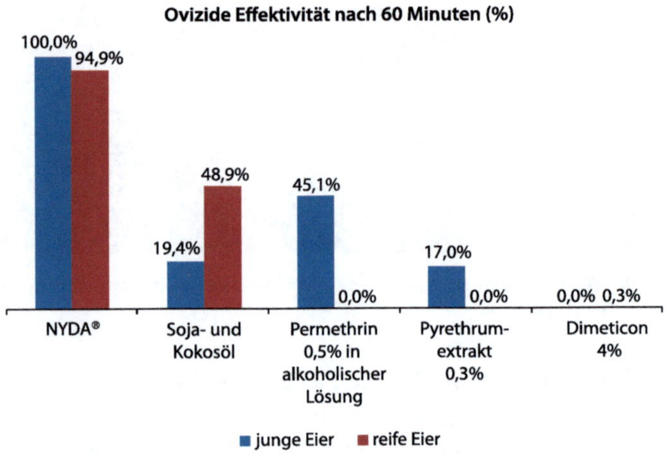

Abbildung 20. Ovizide Wirkung nach 60-minütiger Inkubation

Tabelle 3. Anzahl der Lauseier in den getesteten Substanzgruppen der *in vitro*-Studie zur oviziden Wirkung unterschiedlicher Kopflausmittel nach 60 Minuten

	junge Eier (Anzahl)	reife Eier (Anzahl)
NYDA®	51	51
Soja- und Kokosöl	56	54
Permethrin 0,5% in alkoholischer Lösung	50	50
Pyrethrumextrakt 0,3%	51	57
Dimeticon 4%	57	50
Kontrollgruppe	144	168

Klinische Wirksamkeitsstudie

In einer randomisierten, kontrollierten und Untersucher-blinden klinischen Studie wurde die Wirksamkeit von NYDA® im Vergleich zu einer 1%igen wässrigen Permethrin-Lösung (Kwell®; in Deutschland nicht erhältlich) untersucht.[38]

Methoden

In die Studie wurden 145 Kinder mit Kopflausbefall im Alter von fünf bis 15 Jahren eingeschlossen. Die Studienteilnehmer waren Bewohner eines brasilianischen Gebiets mit hoher Kopflausprävalenz (> 40%), in dem keine Resistenzen gegen Kopflausmittel bekannt sind. Die durchschnittliche parasitäre Beladung der infestierten Patienten war im Vergleich zu europäischen Kindern sehr hoch und nicht selten mit Begleiterkrankungen verbunden. In die Studie aufgenommen wurden Probanden, bei denen bei einer visuellen Untersuchung durch geschultes Personal innerhalb von drei Minuten mindestens eine aktive lebende Kopflaus gefunden wurde. Durch diese wenig sensitive Diagnostik wurde die Wahrscheinlichkeit der Aufnahme von Patienten mit nur geringem Kopflausbefall gering gehalten. Wegen der großen Gefahr einer Reinfestation im normalen häuslichen Umfeld wurden die Studienteilnehmer für neun Tage in einer Ferienanlage außerhalb des Kopflaus-Endemiegebiets untergebracht.

Auswertungskriterien

- Die Heilung wurde definiert als die vollständige Abwesenheit lebender Läuse bei der Untersuchung durch nasses Auskämmen mit einem Läusekamm. Wie in den Studien zu pedikuloziden Wirkung wurde die Vitalität der Läuse nach strengen Kriterien bewertet. Erst bei keinen oder keinen wesentlichen Lebenszeichen (»no major vital signs«) wurden die Läuse als tot definiert.
- Das Ausmaß des Juckreizes wurde anhand einer visuellen Analogskala zur Erfassung des subjektiv empfundenen Juckreizes erhoben (Abbildung 21).
- Die kosmetische Akzeptanz wurde mit Hilfe eines standardisierten Fragebogens und eines Punktesystems von -4 (sehr schlecht) bis +4 (sehr gut) bestimmt.
- Bei der Erfassung der klinischen Symptome wurden Erytheme, Papeln, Exkoriationen, Ekzeme, Sekundärinfektionen und zervikale oder retroaurikuläre Lymphknotenschwellungen berücksichtigt.

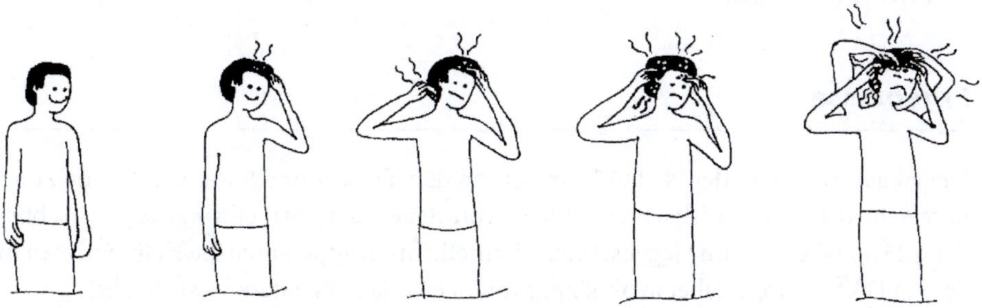

Abbildung 21. Visuelle Analogskala zur Erfassung des subjektiv empfundenen Juckreizes bei Patienten mit Kopflausbefall. Bild: Heukelbach, Fortaleza (Brasilien) (aus: Heukelbach et al. 2008)[38]

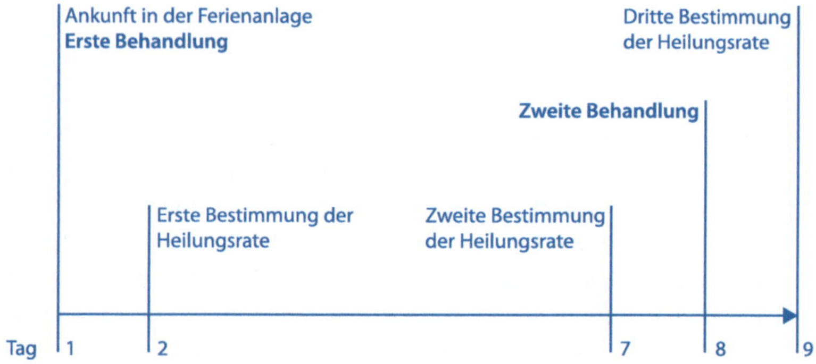

Abbildung 22. Therapie- und Untersuchungsschema

Therapieschema

Die Patienten wurden randomisiert entweder der NYDA®-Gruppe (n=73) oder der Permethrin 1%-Gruppe (n= 72) zugeordnet und an den Tagen 1 und 8 wie in den zugehörigen Gebrauchsanweisungen beschrieben behandelt (Abbildung 22). Auf die Anwendung eines Läusekamms wurde in beiden Gruppen im Rahmen der Behandlung verzichtet, um die Heilungsrate nicht zu verfälschen.

Endpunkte

Primäre Endpunkte der Studie waren die Heilungsraten an den Tagen zwei (24 Stunden nach der ersten Behandlung), sieben (ein Tag vor der zweiten Behandlung) und neun (24 Stunden nach der zweiten Behandlung). Die Heilung war definiert als die vollständige Abwesenheit lebender Läuse bei der Untersuchung durch nasses Auskämmen mit einem Läusekamm.

Sekundäre Endpunkte waren Juckreiz, klinische Symptome, kosmetische Akzeptanz und Nebenwirkungen.

Ergebnisse

Die Heilungsraten in der NYDA®-Gruppe an den Tagen 2 und 9 waren sehr hoch und unterschieden sich statistisch signifikant von denen der Permethringruppe (Abbildung 23, Tabelle 4). Im Gegensatz zur Permethrin-Gruppe waren die Heilungsraten in der NYDA®-Gruppe dabei unabhängig von der Verlausungsstärke – sie blieben unverändert hoch (Tabelle 5).

Um die Dauerhaftigkeit einer Heilung nach der ersten Behandlung festzustellen, wurden die Patienten auch am Tag 7 untersucht – einen Tag vor der zweiten Behandlung. Hierbei zeigte sich in der NYDA®-Gruppe im Vergleich zu Tag 2 eine auffällig erniedrigte Heilungsrate. Diese konnte jedoch hauptsächlich auf eine Reinfestation durch Läu-

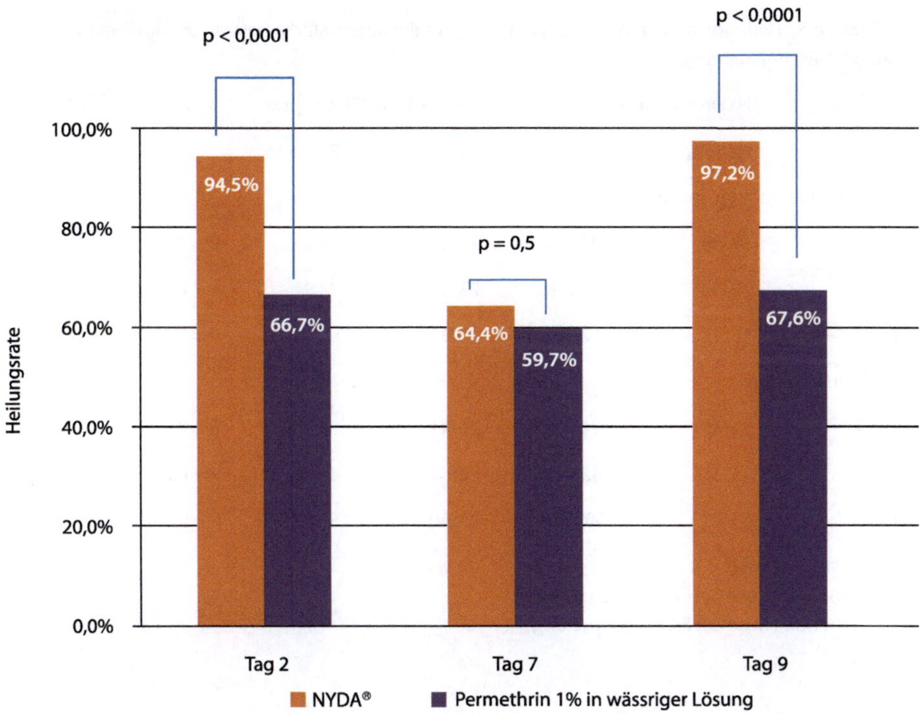

Abbildung 23. Heilungsraten, definiert als die vollständige Abwesenheit lebender Läuse

Tabelle 4. Heilungsraten, definiert als die vollständige Abwesenheit lebender Läuse

	NYDA®-Gruppe		Permethrin 1%-Gruppe		p-Wert	RR
	Heilung/n	**Prozent**	**Heilung/n**	**Prozent**		
Tag 2	69/73	94,5%	48/72	66,7%	P < 0,0001	1,42
Tag 7	47/73	64,4%	43/72	59,7%	P = 0,5	1,22
Tag 9	70/72	97,2%	48/71	67,6%	P < 0,0001	1,44

RR = relatives Risiko

se von nicht geheilten Kindern, vorwiegend aus der Permethrin-Gruppe, zurückgeführt werden (Abbildung 23, Tabelle 4).

Die Reduktion des Juckreizes war in beiden Gruppen vergleichbar.

In beiden Behandlungsgruppen wurden die kosmetischen Eigenschaften als angenehm empfunden, jedoch mit einer signifikant besseren Beurteilung von NYDA® an den Tagen 4, 7 und 9.

Klinische Symptome waren selten, ein Unterschied zwischen beiden Behandlungsgruppen wurde nicht nachgewiesen.

Nebenwirkungen waren ebenfalls selten. In zwei Fällen traten in der NYDA®-Gruppe Augenreizungen auf, nachdem das Produkt in die Augen geraten war. Die Reizung sistierte nach dem Auswaschen der Augen spontan.

Tabelle 5. Heilungsraten in Abhängigkeit von der Infestationsstärke (festgestellt im Rahmen der Aufnahmeuntersuchung).

	NYDA®-Gruppe		Permethrin 1%-Gruppe		p-Wert	RR
	Heilung/n	Prozent	Heilung/n	Prozent		
niedrige oder mäßige Infestation*						
Tag 2	37/38	97,4%	23/31	74,2%	P = 0,004	1,31
Tag 7	32/38	84,2%	23/31	74,2%	P = 0,3	1,14
Tag 9	36/37	97,3%	25/31	80,6%	P = 0,02	1,21
starke Infestation⁺						
Tag 2	32/35	91,4%	25/41	61,0%	P = 0,002	1,50
Tag 7	15/35	42,9%	20/41	48,8%	P = 0,6	0,88
Tag 9	34/35	97,1%	23/40	57,5%	P < 0,0001	1,69

RR = relatives Risiko
* < 5 lebende Läuse bei Erstuntersuchung
⁺ ≥ 5 lebende Läuse bei Erstuntersuchung

Zusammenfassung

Die Studie belegt, dass NYDA® mit einer Heilungsrate von 97,2% eine sehr gute klinische Wirksamkeit aufweist. Dabei ist die Dimeticonlösung auch bei Patienten mit hoher parasitärer Beladung hoch wirksam. Darüber hinaus wird NYDA® von den Patienten gut vertragen und akzeptiert und stellt damit eine effektive Alternative zu chemischen Pedikuloziden dar. Eine Resistenzbildung ist aufgrund des physikalischen Wirkprinzips unwahrscheinlich.

Die Ergebnisse der randomisierten, kontrollierten, Untersucher-blinden klinischen Studie mit NYDA® demonstrieren in eindrucksvoller Weise, dass NYDA® sehr gut verträglich und selbst bei hochgradiger parasitärer Beladung zuverlässig wirksam ist.

Wirknutzen und Zufriedenheit bei Ärzten und Patienten

In einer prospektiven, offenen und multizentrischen Beobachtungsstudie wurden in einer Befragung von 296 Ärzten und 833 Patienten die Effektivität und die Verträglichkeit von NYDA® untersucht.[43] Diagnosestellung und Nachuntersuchung wurden vom behandelnden Arzt durchgeführt. Nach einer Einweisung zum Gebrauch wurde NYDA® den Patienten bzw. deren Eltern ausgehändigt. Sie wurden angewiesen, die erste Behandlung mit NYDA® noch am Tag der Diagnosestellung durchzuführen und diese im Ab-

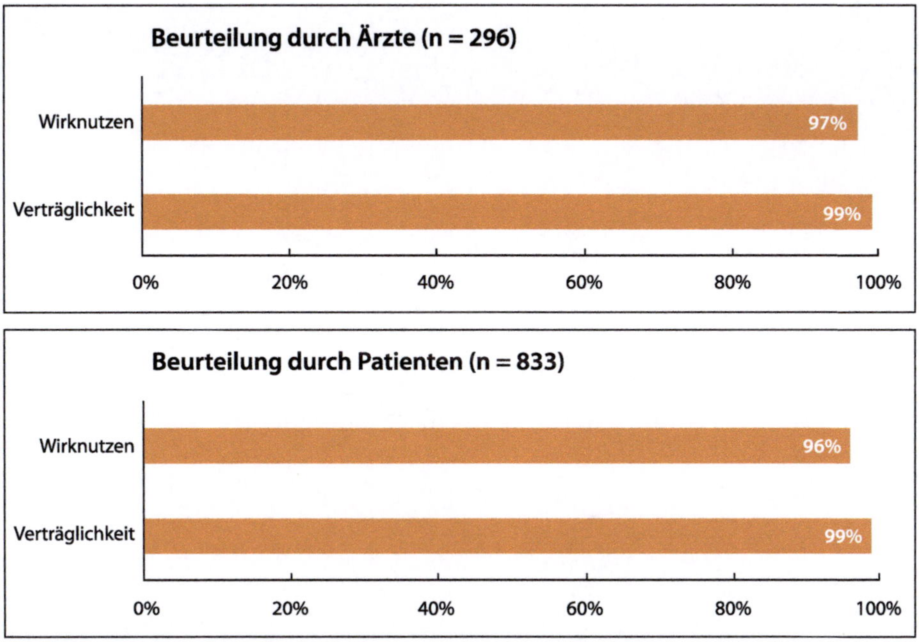

Abbildung 24. Beurteilung des Wirknutzens und der Verträglichkeit von NYDA® mit »sehr gut« oder »gut« durch Ärzte und Patienten

stand von acht bis zehn Tagen zu wiederholen. Zum fakultativen Gebrauch wurde zusätzlich ein qualitativ hochwertiger Läusekamm zur Verfügung gestellt.

Die Auswertung einer Subpopulation von 634 protokollkonform behandelten Patienten im Alter von zwei bis 18 Jahren zeigte eine Heilungsrate von 98,1%.

In der subjektiven Einschätzung der Wirksamkeit von NYDA® gaben 97% der teilnehmenden Ärzte und 96% der teilnehmenden Patienten das Urteil »sehr gut« oder »gut« ab (Abbildung 24). Die Verträglichkeit wurde in über 99% sowohl von den Ärzten als auch von den Patienten als »sehr gut« oder »gut« bewertet.

Über Nebenwirkungen wurde in fünf Fällen berichtet, dabei wurde drei mal der Zitrusduft des Produkts als unangenehm bewertet, einmal wurde über Kopfschmerzen geklagt und einmal über eine Augenreizung.

Verträglichkeit

NYDA® ist gut verträglich und für Kinder ab zwei Jahren geeignet. Der Hauptinhaltsstoff Dimeticon hat seine pharmakologische Unbedenklichkeit bereits als bewährtes Mittel zur Entschäumung bei Meteorismus und Flatulenz in der Kinderheilkunde sowie als weit verbreiteter Inhaltsstoff von Kosmetika bewiesen. Die gute Verträglichkeit von NYDA® spiegelt sich auch in den Ergebnissen der klinischen Studie und der Anwendungsbeobachtung wider.[38, 43]

NYDA® in der Praxis

NYDA® mit seinem intelligenten 2-Stufen-Dimeticon ist ein Medizinprodukt, das einen Paradigmenwechsel in der Kopflaustherapie einläutet.[21] Die in vielen Studien belegte Wirksamkeit beweist den therapeutischen Nutzen.[37–43] Darüber hinaus hat NYDA® weitere Eigenschaften, die eine zuverlässige Behandlung der Pedikulose erleichtern. Aufgrund der guten Verträglichkeit, der angenehmen Produkteigenschaften und der einfachen Anwendung wird es von den Patienten gut angenommen. Die Folge ist eine hohe Zuverlässigkeit im sachgerechten Gebrauch der Dimeticon-Lösung. NYDA® hat sich in der Praxis bewährt und wird seit Juli 2008 von den gesetzlichen Krankenkassen erstattet. Außerdem hat es Aufnahme in die Entwesungsmittelliste des Bundesamtes für Verbraucherschutz und Lebensmittelsicherheit gefunden.

Erstattungsfähigkeit

Seit dem 01. Juli 2008 ist NYDA® in die »Anlage V zum Abschnitt J der Arzneimittel-Richtlinie – Übersicht der verordnungsfähigen Medizinprodukte« aufgenommen und damit erstattungsfähig. Das bedeutet, dass die Kosten einer Behandlung mit NYDA® für Kinder bis zum 12. Lebensjahr sowie für Jugendliche mit Entwicklungsstörungen bis zum 18. Lebensjahr von den gesetzlichen Krankenkassen übernommen werden.[48]

Entwesungsmittelliste

In der »Bekanntmachung der geprüften und anerkannten Mittel und Verfahren zur Bekämpfung von tierischen Schädlingen nach § 18 Infektionsschutzgesetz« vom 20. Juni 2008 ist NYDA® erstmals in der sogenannten Entwesungsmittelliste aufgeführt. NYDA® ist damit ein anerkanntes Mittel zur Schädlingsbekämpfung und kann auch für die Anwendung von behördlich angeordneten »Entwesungen« in Gemeinschaftseinrichtungen eingesetzt werden.[49]

ÖKO-TEST-Urteil »gut«

Die Zeitschrift ÖKO-TEST hat in einem differenzierten Artikel über Ungeziefer und Parasiten bei Kindern das Thema Kopflausbefall sowie geeignete Therapiemaßnahmen dargestellt. Neben der Notwendigkeit einer raschen und wirksamen Behandlung gehen die Autoren dabei auch auf die Unbedenklichkeit von Läusemitteln ein. Die »chemische Keule« sei aufgrund der wirkungsvollen Alternative, die ein Produkt wie NYDA® bietet, nicht mehr notwendig.[50] In einem aktuellen Test (August 2009) wurden alle gängigen Kopflausmittel vergleichend bewertet. Darin vergibt ÖKO-TEST ein Gesamturteil »gut« für NYDA®. Andere Pedikulozide, die nicht auf einem physikalischen Wirkprinzip beruhen, erreichten im besten Fall ein »ausreichend«, in den meisten Fällen jedoch ein »mangelhaft« oder »ungenügend«.[51]

NYDA® – die Produktvorteile

Im Vergleich zu chemischen Pedikuloziden bietet NYDA® eine Reihe von Vorteilen:

Übersicht 1.
Vorteile von NYDA® im Vergleich zu chemischen Pedikuloziden.
- Physikalisches Wirkprinzip
- Resistenzbildung unwahrscheinlich
- Kosmetisch angenehm: guter Geruch und leichte Kämmbarkeit der Haare

- Da NYDA® mit einem 2-Stufen-Dimeticon auf einem physikalischen Wirkprinzip beruht, ist die **Entwicklung von Resistenzen** unwahrscheinlich. Im Gegensatz dazu wurden gegen die Wirkstoffe der chemischen Pedikulozide in unterschiedlichen Studien Resistenzraten von 70% bis 80% nachgewiesen.[9, 12] Jedoch liegen noch keine validen Daten zur Resistenzsituation in Deutschland vor.
- Einige Eltern neigen dazu, Pedikulozide zu hoch zu dosieren oder zu häufig anzuwenden, frei nach dem Motto »viel hilft viel«. NYDA® ist sehr gut verträglich und kann aufgrund seiner Inhaltsstoffe und des physikalischen Wirkprinzips bedenkenlos mit längerer Einwirkzeit und mehrfach in kurzen Zeitabständen angewendet werden.
- Beim Einsatz von Kopflausmitteln spielt die **Compliance** der Patienten eine wesentliche Rolle. Denn nur bei zuverlässiger Anwendung ist der Behandlungserfolg gesichert. Daher sind auch angenehme kosmetische Produkteigenschaften ein wichtiges Qualitätsmerkmal. In einer Studie beanstandeten die Eltern, dass unangenehm riechende bzw. auf der Haut brennende Pedikulozide mit neurotoxischer Wirkweise eine vorschriftsmäßige Behandlung schwierig machen, da die Kinder derartige Produkte häufig ablehnen.[26] NYDA® hingegen hat einen frischen Zitrusduft, ist sehr hautverträglich und macht das Haar darüber hinaus angenehm geschmeidig und kämmbar. Das fördert die Akzeptanz bei den Patienten und erhöht die Wahrscheinlichkeit für eine hohe Compliance.

Dimeticon ist nicht gleich Dimeticon

Nicht alle Dimeticon-Produkte wirken gleich. Um eine wirkungsvolle pedikulozide Wirkung zu erreichen, sind die Auswahl und das Mischungsverhältnis der richtigen Dimeticone wesentlich. Das 2-Stufen-Dimeticon in NYDA® mit einer Mischung aus einem niedrig viskosen flüchtigen Dimeticon und einem hoch viskosen Dimeticon ermöglicht die nachgewiesene Wirksamkeit gegen Kopfläuse, indem NYDA® tief in das gesamte Atemsystem der Kopfläuse eindringt, eindickt und die Sauerstoffversorgung der Parasiten nachhaltig unterbindet. Die Kopfläuse und ihre Entwicklungsstadien ersticken. Ein direkter Vergleich zur pedikuloziden *in vitro* Wirkung mit einem Präparat auf Basis von 4% Dimeticon zeigte, dass mit NYDA® behandelte Kopfläuse über den gesamten

Beobachtungszeitraum von 24 Stunden hinweg keine wesentliche Lebenszeichen zeigten, während sich einige der mit 4% Dimeticon behandelten Läuse offensichtlich nach sechs Stunden erholten – am Ende des Beobachtungszeitraums war kein Unterschied zwischen der mit 4% Dimeticon behandelten Läuse und der Kontrollgruppe mehr nachweisbar (Abbildung 17).[37, 39] Auch im Vergleich der oviziden Wirkung verschiedener Kopflausmittel *in vitro* zeigte sich NYDA® zwei anderen Dimeticonprodukten überlegen: Während NYDA® bei jungen und reifen Eiern eine ovizide Wirkung von 100% bzw. 94,9% zeigte, wies ein Produkt auf Basis von 100% Dimeticon eine Wirkung von 97,7% und 73,7% und das 4% Dimeticon-Präparat eine Wirkung von 0% und 0,3% auf.[40]

Anwendung

Die Anwendung von NYDA® ist einfach und erfolgt im trockenen Haar.

Schritt 1:

Der Haaransatz wird gründlich mit NYDA® eingesprüht und im Anschluss in das gesamte Haar einmassiert, bis alles benetzt ist. So wird sichergestellt, dass alle Läuse, Nymphen und Lauseier mit der Lösung in Kontakt kommen. Je nach der Länge der Haare wird mehr oder weniger vom Inhalt der Flasche benötigt. Es empfiehlt sich, langes und besonders dichtes Haar strähnenweise zu behandeln. Da sich die meisten Läuse an den Schläfen, hinter den Ohren und im Nacken befinden, sollten diese Partien besonders gründlich behandelt werden. Nach 30 Minuten Einwirkzeit sind die Läuse und Nymphen abgetötet, sodass nun bereits keine Ansteckungsgefahr mehr besteht.

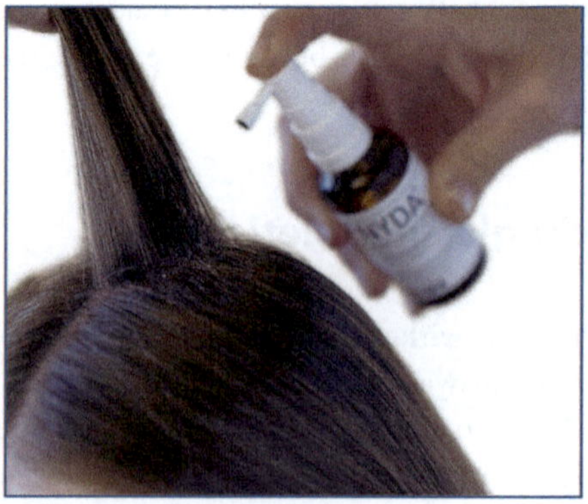

Schritt 2:

Nach der Einwirkzeit von mindestens 30 Minuten kann das Haar gründlich mit einem geeigneten Läusekamm ausgekämmt und von den toten Läusen und Nymphen befreit werden, was wegen der speziellen Zusammensetzung von NYDA® leicht und schmerzfrei möglich ist. Dazu werden die Haare in mehrere Bereiche unterteilt und jeder Bereich wiederum in einzelne Strähnen gegliedert. Danach wird jede Strähne einzeln vom Haaransatz bis zu den Spitzen durchkämmt und zur Seite gelegt. Der Kamm wird nach jeder Strähne mit einem Papiertuch gereinigt, um tote Läuse und ausgekämmte Lauseier zu entfernen.

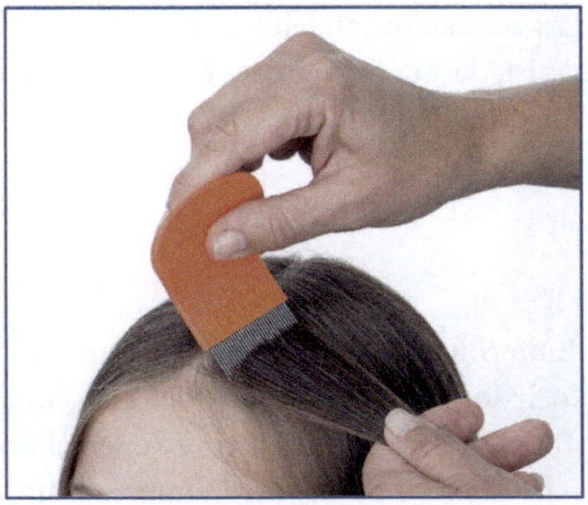

Schritt 3:

Um auch die hartnäckigen Lauseier zu bekämpfen, wird NYDA® für mindestens acht Stunden im Haar belassen, zum Beispiel über Nacht. Dabei bietet es sich an, ein Handtuch als Kopfunterlage zu verwenden.

Schritt 4:

Nach Ablauf der acht Stunden kann NYDA® mit einem normalen Shampoo ausgewaschen werden.

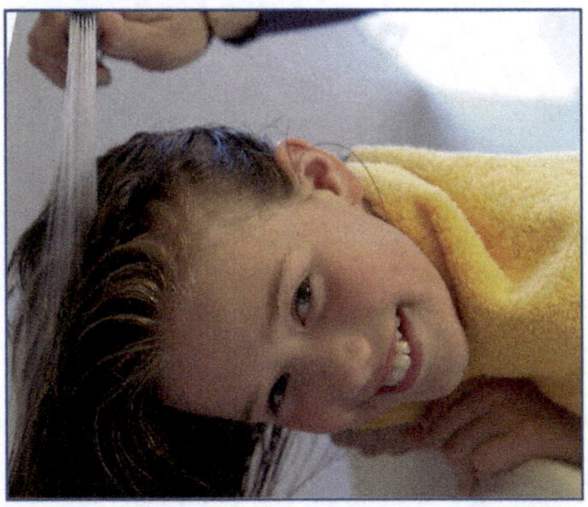

Schritt 5:

Gemäß den Empfehlungen des Robert Koch-Instituts muss acht bis zehn Tage nach der ersten Behandlung (am besten an Tag neun) eine erneute Behandlung erfolgen, wie in den Schritten 1 bis 4 beschrieben.

Hinweise:

- Alle Familienmitglieder und Kontaktpersonen sollten ebenfalls auf Kopfläuse kontrolliert und bei Bedarf zeitnah behandelt werden.
- Da NYDA® brennbar ist, darf es nicht in der Nähe von offenem Feuer oder glühenden Gegenständen angewendet werden.

SMS-Service

Um eine vollständige Entfernung aller Läuse, Nymphen und Lauseier zu erreichen, empfiehlt das Robert Koch-Institut generell für jedes Läusemittel eine zweite Behandlung nach acht bis zehn Tagen.[15] Häufig wird diese zweite Behandlung jedoch vergessen oder die Behandlung zu früh oder zu spät vorgenommen. Zur Lösung dieses Problems bietet NYDA® einen kostenlosen SMS-Service, der im Internet aktiviert werden kann (Abbildung 25). Nach Eingabe des Namens, des Behandlungsdatums und der Handynummer erhält man automatisch per SMS eine rechtzeitige Erinnerung an die zweite Behandlung.

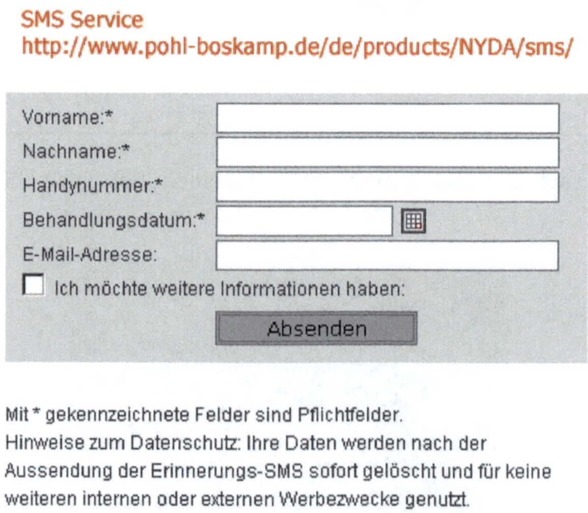

Abbildung 25. NYDA® SMS-Service

Anwenderstimmen

NYDA® wird in der Praxis gut angenommen. Im Folgenden sind Zitate von Anwendern aufgeführt, die das Produkt aus einem persönlichen Blickwinkel heraus bewerten.

Ute Lohse, Mutter von fünf Kindern (5–14 Jahre), zur Anwendung von NYDA® bei einem Lausbefall der ganzen Familie, der nicht auf eine Permethrin-Therapie ansprach:

»Die Erleichterung war riesig. Endlich konnten wir aufatmen. Und das Tolle daran: Es hat schließlich ganz ohne chemische Keule geklappt.«

Andrea Grüthling, Mutter eines 4-jährigen Sohnes, zur guten Verträglichkeit von NYDA®:

»Im Gegensatz zu unseren bisherigen Läusebehandlungen hat das Lesen des NYDA®-Beipackzettels mir keine Bauchschmerzen bereitet. Aufgrund der dort beschriebenen Wirkweise scheint mir das Risiko für Nebenwirkungen relativ gering zu sein, und das hat mich als Mutter beruhigt. Zudem hat die gute Kämmbarkeit der Haare auch den Unwillen meines Kindes gemindert.«

NYDA® – Das Sortiment für individuelle Patientenwünsche

NYDA® berücksichtigt bei der Behandlung des Kopflausbefalls die persönlichen Bedürfnisse der Betroffenen und bietet deshalb neben NYDA®, dem Original in der 50 ml-Pumpsprayflasche, weitere wirksame Produkte für individuelle Patientenwünsche (■ Abbildung 26).

NYDA® sensitiv ohne Duftstoffe

Seit dem 1. September 2009 ist NYDA® sensitiv in der Apotheke verfügbar. Ebenfalls auf Basis des 2-Stufen-Dimeticons verzichtet NYDA® sensitiv auf den Zusatz von Duftstoffen. Somit ist dieses Produkt eine Alternative für Menschen, die auf kosmetische Zusatzstoffe verzichten wollen. Darüber hinaus bietet NYDA® sensitiv mit einem speziellen Kamm-Applikator eine Alternative zum Sprühen und erleichtert die Anwendung am eigenen Kopf. Mit dem Kamm-Applikator kann die Lösung direkt im Haar nah an der Kopfhaut freigesetzt werden, wo Läuse und Lauseier am häufigsten zu finden sind.

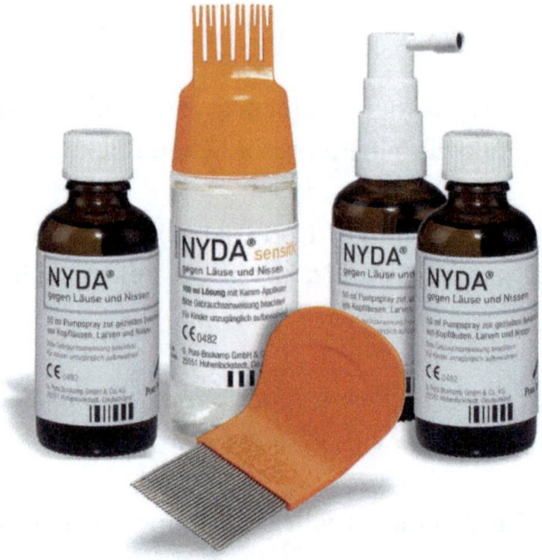

Abbildung 26. NYDA® – Das Sortiment für individuelle Patientenwünsche

NYDA® im preiswerten Doppelpack

Häufig werden Kopfläuse von einer Person in die Familie gebracht, zum Beispiel aus dem Kindergarten, und dann innerhalb der Familie weiter übertragen. Mit dem NYDA®-Doppelpack steht eine günstige Alternative zur Behandlung der ganzen Familie zur Verfügung. Ebenso wie bei der Einzelpackung ist auch beim Doppelpack die Erstattungsfähigkeit bei Kindern bis zu zwölf Jahren und Jugendlichen mit Entwicklungsstörungen bis zum 18. Lebensjahr gewährleistet.

NYDA® Läuse- und Nissenkamm

Der NYDA® Läuse- und Nissenkamm ist klinisch getestet und zudem gut zum Auskämmen von Kopfläusen und Eiern (Nissen) geeignet. Dafür sorgen die eng stehenden, langen und am Ende abgerundeten Metallzinken sowie der abgewinkelte, ergonomisch geformte Handgriff. Das Erkennen eines Kopflausbefalls wird auf diese Weise leicht gemacht und es kann rasch mit der Therapie begonnen werden. Nach der Anwendung hilft der Kamm zusätzlich, die abgetöteten Läuse und Eier (Nissen) aus dem Haar zu entfernen.

Zusammenfassung und Ausblick

Während herkömmliche, chemische Pedikulozide auf Basis klassischer Insektizide mit neurotoxischem Wirkprinzip weltweit verbreitet sind und lange Zeit als vorrangige Therapieoption der Pediculosis capitis massive Verwendung fanden, hat in den letzten Jahren die Nachfrage nach alternativen Behandlungskonzepten zugenommen.[5, 20, 21] Anstelle der chemische Pedikulozide werden nun zunehmend physikalisch wirkende Präparate, insbesondere auf Basis von Dimeticon, zur Behandlung der Pedikulose eingesetzt.[5, 20, 21] Experten mutmaßen sogar, dass die chemischen Pedikulozide in der nahen Zukunft ganz vom Markt verdrängt sein dürften.[52]

NYDA® ist ein effektives, wissenschaftlich sehr gut dokumentiertes Pedikulozid mit physikalischer Wirkweise, die eine Resistenzbildung höchst unwahrscheinlich macht. Durch sein 2-Stufen-Dimeticon besitzt es außergewöhnliche Kriech- und Spreiteigenschaften, die es NYDA® ermöglichen, in das Atemsystem von adulten Kopfläusen und deren Entwicklungsstadien einzudringen und so ein Absterben der Parasiten zu bewirken. Für die Dimeticonlösung ist *in vitro* eine sehr gute pedikulozide und ovizide Wirkung nachgewiesen. Die klinische Wirksamkeit und Verträglichkeit ist zudem mit einer klinischen Studie hohen Evidenzgrades (randomisiert, kontrolliert) belegt. Aufgrund seiner angenehmen kosmetischen Eigenschaften und des frischen Duftes wird NYDA® von den Patienten sehr gut angenommen.

Seit Juli 2008 werden die Kosten einer Behandlung mit NYDA® von den gesetzlichen Krankenkassen bei Kindern bis zu zwölf Jahren und Jugendlichen mit Entwicklungsstörungen bis zum 18. Lebensjahr erstattet. Darüber hinaus ist das Produkt behördlich geprüft und in die Entwesungsmittelliste des Bundesamtes für Verbraucherschutz und Lebensmittelsicherheit aufgenommen.

Die hohe Akzeptanz von NYDA® spiegelt sich auch in der Absatzentwicklung des 2-Stufen-Dimeticons wider: Im April 2006 als erstes Dimeticonpräparat im deutschen Markt eingeführt, gewann NYDA® nicht zuletzt aufgrund seiner hohen Wirksamkeit und guten Verträglichkeit schnell das Vertrauen der Fachkreise und Patienten und wurde so zum Marktführer in Deutschland.[21]

Kopflausmittel auf Basis von Dimeticon, wie NYDA®, läuten durch ihr physikalisches und effektives Wirkprinzip einen Paradigmenwechsel in der Kopflaustherapie ein.[5, 19–21]

Literaturverzeichnis

1. Reed DL, Light JE, Allen JM, Kirchman JJ. Pair of lice lost or parasites regained: the evolutionary history of anthropoid primate lice. BMC Biol. 2007; 5:7.
2. Feldmeier H. Pediculosis capitis. Die wichtigste Parasitose im Kindesalter. Kinder- und Jugendmedizin. 2006; 6:249–259.
3. Feldmeier H. Kopflausbefall – eine Herausforderung für den Pharmazeuten. Med Monatsschr Pharm. 2008; 31(1):19–25.
4. Hansen RC, O'Haver J. Economic considerations associated with *Pediculus humanus capitis* infestation. Clin Pediatr (Phila). 2004; 43(6):523–527.
5. Burgess IF. Current treatments for pediculosis capitis. Curr Opin Infect Dis. 2009; 22(2):131–136.
6. Downs AM, Stafford KA, Hunt LP, Ravenscroft JC, Coles GC. Widespread insecticide resistance in head lice to the over-the-counter pediculocides in England, and the emergence of carbaryl resistance. Br J Dermatol. 2002; 146(1):88–93.
7. Downs AM, Stafford KA, Coles GC. Head lice: prevalence in schoolchildren and insecticide resistance. Parasitol Today. 1999; 15(1):1–4.
8. Elston DM. Drug-resistant lice. Arch Dermatol. 2003; 139(8):1061–1064.
9. Kristensen M, Knorr M, Rasmussen AM, Jespersen JB. Survey of permethrin and malathion resistance in human head lice populations from Denmark. J Med Entomol. 2006; 43(3):533–538.
10. Lebwohl M, Clark L, Levitt J. Therapy for head lice based on life cycle, resistance, and safety considerations. Pediatrics. 2007; 119(5):965–974.
11. Picollo MI, Vassena CV, Mougabure Cueto GA, Vernetti M, Zerba EN. Resistance to insecticides and effect of synergists on permethrin toxicity in *Pediculus capitis* (Anoplura: Pediculidae) from Buenos Aires. J Med Entomol. 2000; 37(5):721–725.
12. Thomas DR, McCarroll L, Roberts R *et al.* Surveillance of insecticide resistance in head lice using biochemical and molecular methods. Arch Dis Child. 2006; 91(9):777–778.
13. Hill N, Moor G, Cameron MM *et al.* Single blind, randomised, comparative study of the Bug Buster kit and over the counter pediculicide treatments against head lice in the United Kingdom. BMJ. 2005; 331:384–387.
14. Durand R, Millard B, Bouges-Michel C, Bruel C, Bouvresse S, Izri A. Detection of pyrethroid resistance gene in head lice in schoolchildren from Bobigny, France. J Med Entomol. 2007; 44(5):796–798.
15. Robert Koch-Institut. Kopflausbefall (Pediculosis capitis): RKI-Ratgeber Infektionskrankheiten – Merkblätter für Ärzte. 2008.
16. Behandlung von Kopfläusen. arznei-telegramm. 2006; 37:79–83.
17. Menegaux F, Baruchel A, Bertrand Y *et al.* Household exposure to pesticides and risk of childhood acute leukaemia. Occup Environ Med. 2006; 63(2):131–134.
18. Sendzik J, Stahlmann R. Arzneimittel gegen Kopflausbefall – Toxikologie und Wirksamkeit. Med Monatsschr Pharm. 2005; 28(5):167–172.
19. Feldmeier H. Dimeticon-Präparate gegen Kopflausbefall. Deutsche Apotheker Zeitung. 2009; 149(6):87–95.
20. Burgess IF. The mode of action of dimeticone 4% lotion against head lice, Pediculus capitis. BMC Pharmacol. 2009; 9:3.
21. © 2010, IMS HEALTH; Quelle: IMS PharmaScope® POS.
22. Roberts RJ. Clinical practice. Head lice. N Engl J Med. 2002; 346(21):1645–1650.
23. Juranek D. Pediculus capitis in schoolchildren: Epidemiologic trends, risk factors, and recommendations for control. In: Orkin M, Maibch HI, eds. Cutaneous Infestations and Insect Bites. New York: Marcel Dekker; 1985:199–211.
24. Speare R, Thomas G, Cahill C. Head lice are not found on floors in primary school classrooms. Aust N Z J Public Health. 2002; 26(3):208–211.
25. Richter J, Müller Stöver I, Walter S, Mehlhorn H, Häussinger D. Kopfläuse – Umgang mit einer wiederauflebenden Parasitose. Deutsches Ärzteblatt. 2005; Jg. 102(Heft 36):A2395–A2398.
26. Jahnke C, Bauer E, Feldmeier H. Pediculosis capitis im Kindesalter: epidemiologische und sozialmedizinische Erkenntnisse einer Reihenuntersuchung von Schulanfängern. Gesundheitswesen. 2008; 70:667–673.
27. Priebe I. Report: Pediculosis capitis bei Kindern – Erste deutsche Inzidenzstudie liegt vor. Der Niedergelassene Arzt. 2008; 69.
28. Bauer E, Jahnke C, Feldmeier H. Seasonal fluctuations of head lice infestation in Germany. Parasitol Res. 2009; 104(3):677–681.

29. Hamm H. Milben, Läuse und Flöhe. Epizoonosen im Kindesalter. Hautarzt. 2005; 56(10):915–924.
30. Courtiade C, Labreze C, Fontan I, Taieb A, Maleville J. La pédiculose du cuir chevelu: Enquete par questionnaire dans quatre groupes scolaires de l'académie de Bordeaux. Ann Dermatol Venereol. 1993; 120(5):363–368.
31. Jahnke C, Bauer E, Hengge UR, Feldmeier H. Accuracy of diagnosis of pediculosis capitis: visual inspection vs wet combing. Arch Dermatol. 2009; 145(3):309–313.
32. Mumcuoglu KY, Friger M, Ioffe-Uspensky I, Ben-Ishai F, Miller J. Louse comb versus direct visual examination for the diagnosis of head louse infestations. Pediatr Dermatol. 2001; 18(1):9–12.
33. Gao J-R, Yooun KS, Lee SH *et al.* Increased frequency of the T929I and L932F mutations associated with knockdown resistance in permethrin-resistant populations of the human head louse, Pediculus capitis, from California, Florida, and Texas. Pesticide Biochemistry and Physiology. 2003; 77:115–124.
34. Forscher: Kopfläuse resistent gegen Läusemittel. Ärzte Zeitung online. 2009.
35. Bialek R. Mutationen im Gen des spannungsgesteuerten Natriumkanals von Kopfläusen bei Kindern mit klinischer Permethrinresistenz in Norddeutschland. Kinder- und Jugendarzt. 2009; 40. Jg. (Nr. 4): 241–243.
36. Topische Therapie bei Kopfläusen. Der Arzneimittelbrief. 2009; 43(11):81–85.
37. Oliveira FA, Speare R, Heukelbach J. High *in vitro* efficacy of Nyda® L, a pediculicide containing dimeticone. J Eur Acad Dermatol Venereol. 2007; 21(10):1325–1329.
38. Heukelbach J, Pilger D, Oliveira FA, Khakban A, Ariza L, Feldmeier H. A highly efficacious pediculicide based on dimeticone: randomized observer blinded comparative trial. BMC Infect Dis. 2008; 8:115.
39. Oliveira FA, Sonnberg S, de Melo IL, Lira FI, Becher H, Heukelbach J. *In vitro*-Wirksamkeit von fünf gängigen Kopflausprodukten. Montasschr Kinderheilkd. 2008; 156 suppl. 1:82.
40. Sonnberg S, Oliveira FA, de Melo IL, de Melo Soares MM, Becher H, Heukelbach J. Ovizide Wirksamkeit von over-the-counter Kopflausprodukten. Montasschr Kinderheilkd. 2008; 156 suppl. 1:82–83.
41. Heukelbach J, Asenov A, Liesenfeld O, Mirmohammadsadegh A, Oliveira FA. A new two-phase dimeticone pediculicide shows high efficacy in a comparative bioassay. BMC Dermatol. 2009; 9:12.
42. Richling I, Böckeler W. Lethal effects of treatment with a special dimeticone formula on head lice and house crickets (Orthoptera, Ensifera: *Acheta domestica* and Anoplura, Phthiraptera: *Pediculus humanus*). Insights into physical mechanisms. Arzneimittelforschung. 2008; 58(5):248–254.
43. Anwendungsbeobachtung mit NYDA® in Deutschland. Publikation in Vorbereitung, http://www.pohl-boskamp.de/de/products/NYDA/82546.
44. Elgart GW, Meinking TL. Ivermectin. Dermatol Clin. 2003; 21(2):277–282.
45. Nair B. Final report on the safety assessment of stearoxy dimethicone, dimethicone, methicone, amino bispropyl dimethicone, aminopropyl dimethicone, amodimethicone, amodimethicone hydroxystearate, behenoxy dimethicone, C24-28 alkyl methicone, C30-45 alkyl methicone, C30-45 alkyl dimethicone, cetearyl methicone, cetyl dimethicone, dimethoxysilyl ethylenediaminopropyl dimethicone, hexyl methicone, hydroxypropyldimethicone, stearamidopropyl dimethicone, stearyl dimethicone, stearyl methicone, and vinyldimethicone. Int J Toxicol. 2003; 22 Suppl 2:11–35.
46. Richling I, Böckeler W. Physical effects on the tracheal system of lice (Anoplura, Phthiraptera: *Pediculus humanus*) after treatment with the special dimeticone formula NYDA®. Posterpräsentation. 41. Jahrestagung der Österreichischen Gesellschaft für Tropenmedizin und Parasitologie (ÖGTP), 22.-24. November 2007, Wien.
47. Meinking TL, Taplin D, Kalter DC, Eberle MW. Comparative efficacy of treatments for pediculosis capitis infestations. Arch Dermatol. 1986; 122(3):267–271.
48. Anlage V zum Abschnitt J der Arzneimittel-Richtlinie. Übersicht der verordnungsfähigen Medizinprodukte (Stand 16.07.2009).
49. Bekanntmachung des Bundesamtes für Verbraucherschutz und Lebensmittelsicherheit. Bekanntmachung der geprüften und anerkannten Mittel und Verfahren zur Bekämpfung von tierischen Schädlingen nach §18 Infektionsschutzgesetz. Bundesgesundheitsblatt – Gesundheitsforschung – Gesundheitsschutz. 2008; 51(10):1220–1238.
50. ÖKO-TEST Kompakt Kinderkrankheiten: Ungeziefer & Parasiten. 2008; 12: 106–111.
51. Heil froh: Arzneimittel für Kinder – Läusemittel. ÖKO-TEST. 2009; 8:42–43.
52. Heukelbach J, Oliveira FA, Richter J, Häussinger D. Dimeticone-based pediculicides: A physical approach to eradicate head lice. The Open Dermatology Journal 2010; 4:77–81.

GPSR Compliance

The European Union's (EU) General Product Safety Regulation (GPSR) is a set of rules that requires consumer products to be safe and our obligations to ensure this.

If you have any concerns about our products, you can contact us on ProductSafety@springernature.com

In case Publisher is established outside the EU, the EU authorized representative is:

Springer Nature Customer Service Center GmbH
Europaplatz 3
69115 Heidelberg, Germany

Batch number: 10683579

Printed by Printforce, the Netherlands